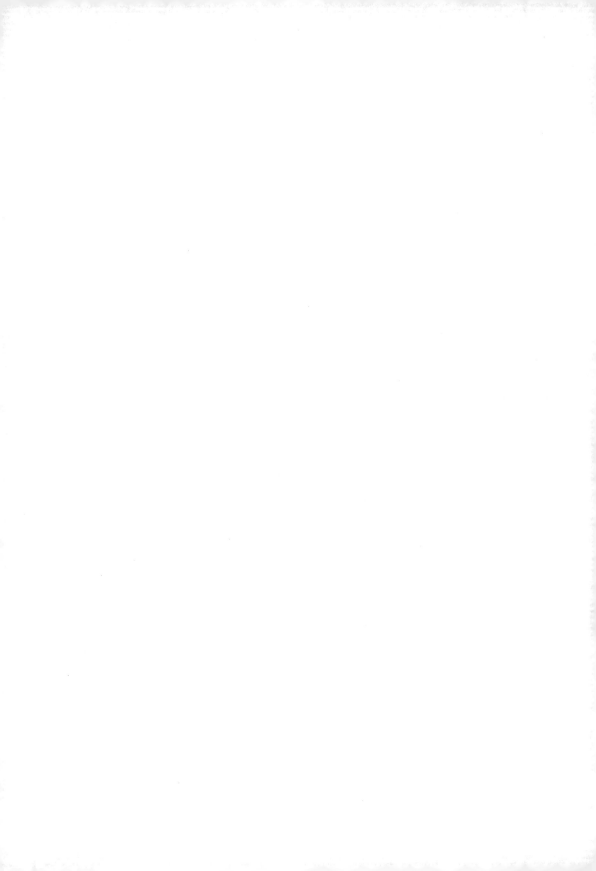

质量强国视域下
培养产教融合型
药学人才的探索与实践

孙涛 司鑫鑫 王运成 著

南京大学出版社

图书在版编目(CIP)数据

质量强国视域下培养产教融合型药学人才的探索与实践 / 孙涛，司鑫鑫，王运成著. -- 南京 : 南京大学出版社，2025.3. -- ISBN 978 - 7 - 305 - 28875 - 3

Ⅰ. R9

中国国家版本馆 CIP 数据核字第 2025SM1023 号

出版发行　南京大学出版社
社　　址　南京市汉口路 22 号　　　　邮　编　210093
书　　名　**质量强国视域下培养产教融合型药学人才的探索与实践**
　　　　　ZHILIANG QIANGGUO SHIYU XIA PEIYANG CHANJIAO RONGHEXING YAOXUE
　　　　　RENCAI DE TANSUO YU SHIJIAN
著　　者　孙　涛　司鑫鑫　王运成
责任编辑　高司洋

照　　排　南京开卷文化传媒有限公司
印　　刷　江苏凤凰数码印务有限公司
开　　本　718 mm×1000 mm　1/16　印张 11.75　字数 193 千
版　　次　2025 年 3 月第 1 版　2025 年 3 月第 1 次印刷
ISBN　978 - 7 - 305 - 28875 - 3
定　　价　68.00 元

网　　址　http://www.njupco.com
官方微博　http://weibo.com/njupco
微信服务　njupress
销售热线　025 - 83594756

序　言

　　党的二十大报告明确提出："推进健康中国建设，把保障人民健康放在优先发展的战略位置"。习近平总书记多次强调，生物医药产业是关系国计民生和国家安全的战略性新兴产业。要加强基础研究和科技创新能力建设，把生物医药产业发展的命脉牢牢掌握在我们自己手中。生物医药产业一头连着国家大计，一头连着百姓民生，是中国科技高水平自立自强的重要内容。

　　近年来，江苏省将生物医药产业列入战略性新兴产业和先进制造业集群重点培育，目前已形成"一园""一谷""一城""一港"和多产业园区共同发展的布局，苏州生物医药产业园、南京生物医药谷、泰州中国医药城、连云港中华药港，以及无锡、徐州、常州、南通等特色产业园区百花齐放。连云港市是国内最大的生物医药产业集聚地，涌现出恒瑞医药、正大天晴、豪森药业、康缘药业等一批医药行业领军企业，在医药界形成了"中国医药创新看江苏，江苏医药创新看连云港"的行业美誉。

　　医药产业的快速发展，离不开大批药学类专业人才的智力支持。江苏海洋大学作为连云港本地一所省属公办本科院校，从2002年开始培养药学类专业人才，2015年组建成立了药学院。目前，学院拥有一支高水平教学科研团队，教学科研成果不断涌现，在读本科生、研究生超过1 000人，人才培养成效显著。学校联合江苏恒瑞医药股份有限公司和连云港经济技术开发区，共建了"生物医药产业学院"，面向医药产业发展需求，围绕培养产教融合型药学类专业人才的目标，开展人才培养模式创新实践,形成了"以产兴教、以教促产"良性互动的产教融合长效机制,为地方企业输送了一大批德才兼备、"留得住、基础牢、上手快、后劲足"的高素质应用型人才,已成为苏北地区重要的药学人才培养基地,为江苏生物医药产业发展做出了重要贡献。

本书系统总结了江苏海洋大学药学院开展产教融合型药学人才培养的探索与实践,从培养模式、质量管理、课程建设、师资队伍、实践平台、思政育人及国外药学产教融合情况等方面展开了研讨,既有人才培养模式的探讨,也有教学案例分享;既有国内实践,也借鉴国际经验;既有理论高度,也有实践深度和广度,对于药学类专业人才培养具有很好的指导意义。希望本书的出版能进一步反哺江苏海洋大学药学院人才培养工作,从而更好地支撑连云港市生物医药产业实现高质量发展;同时抛砖引玉,为应用型药学人才培养提供借鉴。

最后,限于作者水平,书中难免会出现个别疏漏或不妥之处,恳请同行专家和广大读者批评指正。

2025 年 2 月

著　者

目　录

第一章　质量强国战略下医药产业对高质量人才的需求 ……………… 001
　　第一节　质量强国战略的背景与意义 ……………………… 001
　　第二节　质量强国战略与医药产业发展 ………………… 004
　　第三节　医药产业对高质量人才的需求分析 …………… 011

第二章　产教融合型药学人才培养的模式研究 ………………… 016
　　第一节　我国产教融合战略概述 ………………………… 016
　　第二节　产教融合背景下人才培养模式概述 ………… 023
　　第三节　产教融合型药学人才培养模式的探索与实践 ……… 032

第三章　产教融合型药学人才培养中的教学质量管理研究 …………… 041
　　第一节　产教融合背景下教学质量管理概述 ………… 041
　　第二节　产教融合背景下教学质量管理的建设策略 ………… 045
　　第三节　生物医药产业学院开展教学质量管理的探索与实践 ……… 047

第四章　产教融合型药学人才培养的课程建设研究 ……………… 057
　　第一节　产教融合背景下的应用型课程建设 ………… 057
　　第二节　产教融合应用型课程的教学方法研究 ……… 062
　　第三节　药学类产教融合应用型课程体系构建的探索与实践 ……… 068
　　第四节　产教融合型药学类核心课程建设的探索与实施 ………… 076

第五章　产教融合型药学人才培养的师资队伍建设 ……………… 088
　　第一节　产教融合型师资队伍的建设现状 …………… 088
　　第二节　产教融合型师资队伍的建设路径 …………… 094

第三节　产教融合型基层教学组织的建设路径 ················ 097

第四节　生物医药产业学院开展师资队伍建设的探索与实践 ······ 101

第六章　产教融合型药学人才培养的实践平台建设 ············ 105

第一节　产教融合实践平台的建设现状 ··················· 105

第二节　产教融合实践平台的建设路径 ··················· 110

第三节　药学类产教融合实践基地建设的探索与实践 ········· 112

第七章　产教融合型药学人才培养的思政育人探索 ··········· 118

第一节　产教融合背景下药学人才培养思政育人工作机制建设研究
··· 118

第二节　企业文化融入药学人才培养思政育人工作的意义与实践
··· 123

第三节　创新创业教育融入药学人才培养思政育人的意义与实践
··· 129

第四节　党支部建设与药学人才培养思政育人工作融合的机制探讨
··· 135

第八章　国外产教融合发展对中国高质量人才培养的启示 ········ 145

第一节　国外产教融合发展的借鉴意义 ··················· 145

第二节　制药新技术与产教融合 ······················· 146

第三节　美国的产教融合发展 ························· 152

第四节　德国的产教融合发展 ························· 156

第五节　日本的产教融合发展 ························· 160

第六节　中国的新时代产教融合道路 ··················· 163

第七节　国外制药企业产教融合案例 ··················· 166

参考文献 ··· 174

第一章

质量强国战略下医药产业对高质量人才的需求

第一节　质量强国战略的背景与意义

　　质量是人类生产生活的重要保障。随着经济全球化的加速和国际竞争的日益激烈，质量成为衡量一个国家竞争力和发展水平的重要标志。改革开放以来，我国经济发展取得了举世瞩目的成就，产品、工程、服务质量总体水平均大幅提升。随着经济的发展和社会的进步，对质量的要求也在不断提高，这需要我们进一步努力提升技术水平、加强品牌建设、完善质量标准体系，以满足市场需求，实现质量与经济发展的良性互动。质量强国战略的提出有多方面的背景，本节将从四方面论述。

　　第一，纵观世界经济发展史，发达国家在经济社会发展的关键时期以及产业转型的节点时期，都曾将质量发展作为国家战略来实施，进而跨越中等收入陷阱，迈入高收入国家行列。20 世纪 50 年代，德国采取"以质量推动品牌建设，以品牌助推产品出口"的国策，将"用质量去竞争"作为主要方向，制造业迅速崛起，"德国制造"成为全球工业品质量和信誉的代名词。20 世纪60 年代，战后日本面临严重的产品质量问题，日本政府推行了"质量救国"战略，全国范围推广了全面质量管理，日本企业实施了持续改善效率和质量的经营管理哲学和做法，显著提高了产品质量水平，这一战略推动了日本工业竞争力超过美欧，彻底扭转了日本制造业的形象。20 世纪 80 年代，美国开展强化质量意识运动，设置一系列质量促进政策，里根总统签署了《质量振兴法案》，设立了国家质量奖。美国在汽车、半导体等多个产业领域重夺世界第一的地位，再次确立了全球霸主地位。发达国家的实践表明，以提升产品质量、强化质量管理为抓手，实现产业转型，提升国家形象，推动国家富强和民族振兴，是发达国家经济发展和结构转型的普遍做法，并取得了成功经验。这些成功经验对于其他国家和地区在质量领域的发展具有重要的借鉴意义。

第二，近年来不断变化的国际形势也提高了质量强国战略推出的紧迫性，对全球经济发展造成了巨大的影响，对世界各国的产业链都造成了不同程度的冲击。在外部环境严峻的背景下，中国经济确实面临着巨大挑战，许多行业和企业遇到了各种各样的困难，我国产业链供应链安全稳定面临前所未有的挑战。产业链安全稳定与否，关键在于产品的质量，没有过硬的产品质量，就不可能拥有产业链的安全性和稳定性。在这种背景下，中国经济发展的顶层规划就显得尤为重要。与此同时，将关键技术作为贸易武器的现象在国际上越来越常见，迫使中国更加重视自主创新，将关键技术掌握在自己手中。质量强国的建设离不开自主创新，只有通过自主研发和技术突破，才能提升产品质量和竞争力。国际上的技术脱钩现象也暴露了中国在某些高技术领域的短板，推动中国企业和政府加强对产业链、供应链的安全性与稳定性的重视，建设质量强国需要有稳定和自主可控的产业链和供应链。技术脱钩促使中国加快建立自主可控的核心技术体系，减少对外部技术的依赖，从而保障质量提升的基础，加大对关键技术领域的政策支持和战略布局。全面推进质量强国建设需要政府、企业和社会各方面的共同努力，在技术脱钩的压力下，中国必须通过技术创新来实现产品和服务的质量提升，从而增强市场竞争力和可持续发展能力。虽然科技领域的逆全球化趋势越来越明显，但中国依然积极寻求与其他国家和地区的技术合作，通过国际合作，中国可以引进先进的技术和管理经验，促进国内质量水平的提升，提高中国品牌的国际声誉，使中国制造在国际竞争中占据有利位置。为了适应新的国际形势，中国提出了质量强国战略，加强质量管理，提高产品和服务的质量水平，推动经济可持续发展。建设质量强国是推动高质量发展、促进我国经济由大向强转变的重要举措，是满足人民美好生活需要的重要途径，是确保中国产品国际竞争力的国家战略。

第三，中国劳动力成本上升和劳动密集型产业外迁带来的产业空缺问题也需要质量强国战略来推动解决。随着中国人均收入的提高，劳动成本、消费需求等也随之上升，成本压力、消费升级、劳动者素质提升、政策引导和国际竞争等多个机制，倒逼产业转型。企业在应对这些挑战的过程中，需要通过技术创新、提高生产效率、优化产品质量和附加值，实现从低附加值产业向高附加值产业的转型，这种转变需要政府的积极引导。质量强国战略的提出，使得企业转型追求高质量发展更有底气、更有信心。在企业获得持续性政策支持的同时，政府可以大规模、持续性地调动全社会围绕质量强国战略进行产业升级,汇聚全社会力量突破技术壁垒,让中国制造向高质量、高附加值转型升级。

第四,我国经济发展的实际需要是质量强国战略的内生动力。中国已经成为世界第二大经济体,质量强国战略的实施对于我国经济发展和国家形象的提升具有重要意义。通过质量强国战略进一步提高产品的质量水平、提升产品的竞争力,增加出口和国内市场的份额,推动我国产品走向国际市场,既有助于吸引外资和外国投资者,还有助于提高我国在国际上的话语权和影响力。质量强国战略的实施还可有效提高产品和服务的质量,增强消费者对产品的信心和满意度,消费者对产品质量的信任将推动消费者购买意愿的增加,促进消费市场的发展,进一步推动经济的增长。质量强国战略不仅注重产品质量,也注重提高企业管理水平和技术创新能力,推动企业进行内部管理的改进和技术创新的加强,推动产业升级和结构调整,注重提高资源利用效率和环境保护水平,推动绿色发展和可持续发展,提高整个产业链的质量水平和附加值。

综上所述,从历史经验、国际形势、劳动力成本上升的现实以及我国经济民生发展的需要来看,质量强国上升为国家战略恰逢其时,对中国经济换挡提速发展具有重大意义(图1-1)。

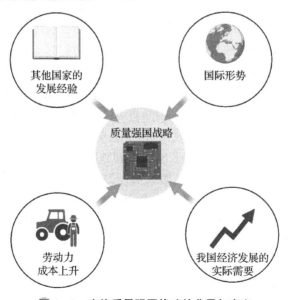

图 1-1 实施质量强国战略的背景与意义

第二节　质量强国战略与医药产业发展

一、医药产业发展现状分析

随着中国经济的快速发展和人民生活水平的提高,医药产业作为一个重要的经济支柱产业,扮演着保障人民健康、推动经济增长的重要角色。我国是世界工业医药大国,医药产品品种数量、生产能力位居全球前列。近年来,我国医药工业高质量发展成效显著,市场规模持续增长,产业结构逐步优化,政策供给不断强化,产业规模效益持续提升,产业基础更加坚实,发展动力愈发强劲。2024年,中国医药产业继续保持着快速发展的势头,主要表现在行业创新水平显著提高、国际化趋势增强以及行业的高质量发展。

(一)医药产业市场规模持续增长,产业结构不断优化

近年来,中国医药市场规模持续增长,是全球最大的医药市场之一。据统计,2020年中国医药市场规模达到约14 480亿元,预计未来5年中国医药市场规模将会以9.6%的复合年增长率持续增长,到2025年将达到约22 873亿元。中国医药产业主要包括四大部门:化学制剂、生物制品、现代中药以及医疗器械。根据现有产业数据,在2011年,四部门的产值占比为:化学制剂占38%、现代中药占31%、生物制品占18%、医疗器械占13%。化学制剂一直在中国医药市场占据主导地位,但多数都是仿制药。中医药是中国医药产业的重要组成部分,具有悠久的历史和独特的疗效,在国家医疗系统中发挥着重要作用。中国政府通过加大对中医药的支持力度,推动中医药产业的发展,成为中国医药产业的一大亮点。生物制药是近年来发展迅速的领域,受到政府政策支持和市场需求的推动,吸引了大量投资和人才。近年来,在进口替代的政策背景之下,生物制品发展迅速,2016—2021年生物制药收入年均复合增长率为18.3%,增长速度高于中国整体医药市场收入增长速度,预期生物药市场收入将持续以较高速度增长,预期2021—2025年市场收入增长速度为17.6%。

(二) 科技创新投入持续加重, 创新药逐渐成为医药行业主流

中国政府加大对医药科技创新的支持力度, 鼓励企业增加研发投入, 随着药企在研发投入的逐年增加, 推动了人工智能、基因编辑、生物技术等新技术在医药产业中的应用, 不仅加速了创新药物的研发, 也促进了整个医药行业的技术进步和产业升级, 国内药企的研发活力显著增强, 新药上市的数量和质量都有显著提升。2023 年中国生物医药行业进入了一个以自主创新引领的关键转变时期, 2024 年这一趋势继续加强。随着科技创新的不断推动, 创新药将继续作为医药行业的重要发展方向, 引领医药行业迈向更加高质量、高效率的发展阶段。

(三) 国际合作与全球布局成为中国医药产业发展新趋势

随着全球经济逐渐复苏, 中国医药市场规模持续增长, 中国已成为全球第二大药品研发国, 在全球医药研发市场中的地位愈发重要。中国医药企业通过国际合作和并购等方式加强与国际医药企业的合作, 拓展海外市场。一些中国药企在全球范围内建立了生产基地和研发中心, 引进国际先进技术和产品, 加速全球布局, 提升自身竞争力; 同时, 积极参与国际医药产业合作和交流, 推动了全球医药产业的发展。国内优秀企业如恒瑞医药、百济神州等在全球生物医药价值链中发挥着越来越重要的作用。当然, 随着全球产业链供应链的重塑, 中国医药产业链关键环节面临着一定挑战, 但这也促使国内企业更加积极地融入全球医药产业链, 提升在全球产业生态中的话语权。

(四) 医药政策供给不断强化, 行业发展环境、市场运行现状进一步优化

为了促进中国医药行业的发展, 政府已经连续发布了多项有利政策, 覆盖药物批准、生产以及药物配送和销售, 如鼓励药物创新, 加快药物审评审批, 新版药品生产质量管理规范 (Good Manufacturing Practices, GMP) 和飞行检查等。这些政策的目标是建立一个以需求为导向, 集中度更高的、良性竞争和可持续发展的医药市场。2024 年政府工作报告中, 将"创新药"和"生命科学"纳入新质生产力的范畴, "创新药"一词作为新兴产业关键环节首次出现在政府工作报告中, 并成为新质生产力重要组成部分, 突

出了创新药在医药行业中的重要地位,这表明政府将加大对创新药研发的支持力度。2022年中国医药制造业固定资产投资额超过1万亿元,同比增长5.9%,显示出行业发展的强劲经济基础。医药行业是我国国民经济的重要组成部分,包括医药工业、医药商业和医疗服务业等多个子行业。这些子行业在各自的领域内都取得了显著的发展,为整个医药行业的增长提供了支持。

二、医药产业发展存在的问题与挑战

在当前经济全球化和科技创新的大背景下,医药产业的发展面临着新的机遇和挑战,这些挑战不仅来自国际市场的激烈竞争和技术变革,还涉及政策法规、人才培养、创新能力等多个方面,对医药产业的发展提出了新的考验。

(一)研发创新能力尚需增强

随着科技的不断进步和市场需求的不断变化,医药产业需要不断进行创新,研发出更安全、更有效的药品。中国政府近年来加大了对医药科技创新的支持,中国医药企业取得了巨大的进步,人民用药得到进一步保障。与此同时,制药企业在转型新质生产力、迈向高质量发展的过程中仍面临一些问题。创新药存在研发周期长、成功率低等问题,导致国内医药企业在创新研发方面投入不足,创新成果少,难以满足市场需求。质量强国战略的提出为医药企业加大创新力度铺平了道路,也对药企的创新能力提出了更高的要求。

(二)科技成果转化仍需破障

习近平总书记高度重视科技成果转化工作,多次强调,科技创新绝不仅仅是实验室里的研究,而是必须将科技创新成果转化为推动经济社会发展的现实动力。科技成果只有同国家需要、人民要求、市场需求相结合,完成从科学研究、实验开发、推广应用的三级跳,才能真正实现创新价值、实现创新驱动发展。医药产业在科技成果转化方面也面临挑战,具体表现在:基础研究与应用研究之间衔接不畅,专业化技术转化机构发展不健全,以"质量、贡献和绩效"为导向的高校多元分类评价体系建立难度较大,技术转移转化激励体系仍需完善。

（三）国际市场竞争力待加强

中国药企目前出口产品以原料药为主,高附加值的药物制剂成品出口较少,极大限制了中国药企的国际化发展。目前中国医药企业虽然数量较多,但产品同质化程度较高,能够打开海外市场的"重磅炸弹"产品较少,在制药新技术成果较多的生物医药、基因编辑等领域,尚未出现国际龙头企业。此外,随着国际贸易竞争的加剧,医药产品的市场准入条件也越来越高,一些国家对医药产品的注册、审批、价格管控等方面设置了许多壁垒,对中国医药企业的出口和国际合作造成了一定影响。

（四）人才培养短板待补齐

创新型人才缺乏在医药产业中是一个普遍问题。虽然中国医药产业人才数量庞大,但兼备扎实的理论实践基础和创新能力的人才相对匮乏,限制了医药产业的长期发展。医药产业需要理论、实践知识兼备的研发、生产、管理人才,这对我国医药产业的人才培养提出了更高的要求。

三、质量强国战略对医药产业的推动作用

随着质量强国建设向纵深迈进,各行各业纷纷将高质量发展作为核心命题。医药产业作为一个关乎人民健康和国家经济发展的重要产业,需要不断提高产品质量和服务水平,加强质量管理和监管,促进创新和国际合作,实现可持续发展。《质量强国建设纲要》提出,加快产品质量提档升级,提高农产品、食品药品质量安全水平,为医药产业提供了一个重要的发展方向和指导思想,有助于推动医药产业的高质量发展,为人民健康和国家经济发展做出更大的贡献,对医药产业的发展起着积极的推动作用。具体表现在以下三方面(图 1 - 2)。

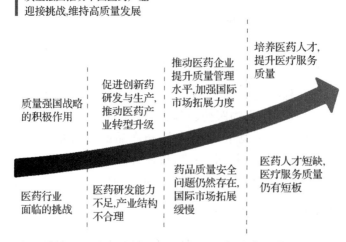

图1-2 质量强国战略对医药产业的积极推动作用

(一) 促进创新药研发与生产,推动医药产业转型升级

质量强国战略的背景下政府加大对创新药研发的支持力度,简化审批流程,提高了创新药上市的速度和效率,推动了医药产业向高端、高附加值方向发展,鼓励企业加大对创新药研发的投入和力度。质量强国战略也促使医药企业加快转型升级步伐,推动传统医药产业向生物制药、高端医疗器械、健康服务等领域转型,为此政府出台了一系列配套支持政策,鼓励企业加大科技创新力度,提高产业附加值。

(二) 推动医药企业提升质量管理水平,加强国际市场拓展力度

质量强国战略加强了对医药市场的监管,打击假冒伪劣药品、非法生产行为等,提高了药品市场的整体质量水平,同时政府出台了一系列法规和政策,加大了对药品生产、流通、销售环节的监管力度。质量强国战略也鼓励医药企业加强质量管理,推动企业建立完善的质量管理体系,实施全过程、全员参与的质量管理措施。企业加强了对原材料、生产工艺、生产环境等方面的管控,提高了产品质量稳定性和一致性。中国政府根据质量强国战略的要求必然加大对药品生产、质量控制、检测等方面的监管力度,推动企业严格执行药品生产质量管理体系,确保药品质量安全。该战略的提出也必

然鼓励医药产业加强与国际标准的对接和协调,提高中国医药产品的国际竞争力,促使中国医药企业积极参与国际标准的制定和修订,推动国内医药产业与国际接轨,使得中国从原料药出口国逐步转变成高附加值药物制剂出口国,创造中国的国际医药品牌。

(三) 培养医药人才,提升医疗服务质量

质量强国战略重视保障公众用药安全,加强了对药品质量、安全性和有效性的监管。政府鼓励企业加强药品质量追溯体系建设,提高了用药安全水平,增强了公众对药品的信任度。质量强国战略不仅关注药品质量,也注重提升医疗服务质量。政府出台了一系列政策,推动医疗机构提高服务水平,提升医务人员的专业素养,加强医疗质量评估和监管。

四、质量强国战略为医药产业带来的机遇与挑战

质量强国战略为医药产业的发展注入新的动力和活力,为医药产业带来提升竞争力、发展创新、国际合作与交流以及提升品牌形象等多方面的机遇。医药企业应抓住机遇,积极响应质量强国战略,加强质量管理,提高产品质量,推动医药产业向高质量发展。

(一) 质量强国战略为医药产业提供的机遇

首先,质量强国战略为医药产业提供了提升竞争力的机遇。医药产品的质量和安全性是一个国家医药产业核心竞争力的体现,而质量强国战略的实施将促使医药企业提高产品质量,加强质量管理,提升产品的可靠性和可信度,从而增强企业在市场竞争中的地位,拓展市场份额。

其次,质量强国战略为医药产业提供了发展创新的机遇。质量强国并非仅仅停留在提高产品质量的层面,更重要的是通过创新来提升质量水平。医药产业发展需要不断创新,包括技术创新、管理创新、服务创新等方面。质量强国战略的实施将鼓励医药企业加大研发投入,推动科技创新,提高产品质量和技术含量,推动医药产业向高端发展。

再次,质量强国战略为医药产业提供了国际合作与交流的机遇。医药产业是一个全球化的产业,国际合作与交流对于医药产品的质量管理至关重要。质量强国战略的实施将促使医药企业加强与国际标准接轨,提升国

际竞争力,推动医药产业的国际化发展。通过国际合作与交流,医药企业可以借鉴国外先进的质量管理经验和技术,提高自身的质量水平,拓展国际市场。

最后,质量强国战略为医药产业提供了提升品牌形象的机遇。质量是企业的生命线,优质的产品质量不仅可以赢得消费者的信任和口碑,还可以提升企业的品牌形象。通过质量强国战略的实施,医药企业可以建立起优质的产品质量和服务体系,树立起良好的企业形象,增强消费者对品牌的认可度和忠诚度,促进企业的可持续发展。

(二)质量强国战略为医药产业带来的挑战

质量强国战略为医药产业既带来了新的机遇,对产业发挥着强有劲的推进作用,同时也对医药产业提出了更高的要求和挑战,包括对企业成本、技术水平、市场准入门槛、风险管理等多方面提出了更严格的要求。

首先,质量强国战略要求医药企业提升技术水平、提高管理能力。提高质量标准和要求,需要医药企业不断提升自身的技术水平和管理水平,包括提高药品生产工艺水平、加强质量控制技术、提高产品检测手段等,这对企业的技术创新能力提出了更高要求。加强质量管理需要企业投入更多的人力、物力和财力,包括建立完善的质量管理体系、引进先进的生产设备、加强人才培养等,这将增加企业的成本压力。

其次,质量强国战略的要求必然提高市场准入门槛,提升风险管理难度。随着质量管理要求的提高,医药产品市场准入门槛也随之提高,企业需要满足更严格的标准和规定才能进入市场,这对新进入者而言是一项挑战。质量问题可能导致严重的企业信誉损失和法律风险,医药企业需要加大对风险管理的投入和管理力度,做好危机公关和应急处理,以应对质量问题可能带来的各种不利影响。

综上所述,质量强国战略为医药产业既带来了一定的挑战,又提供了重要的发展机遇。医药企业应认识到挑战与机遇并存,积极应对挑战,抓住机遇,提升自身的质量水平和竞争力,实现持续健康发展。

第三节　医药产业对高质量人才的需求分析

一、医药产业对高质量人才的需求特点

医药产业作为一个高度专业化和技术密集的行业,对高质量人才的需求日益凸显。其作为一个涉及生命健康的重要领域,对高质量人才有着特殊的需求特点,对人才的需求类型也呈现出多样化和专业化的趋势,需要具备专业知识和技能、质量意识、风险管理能力、团队合作和沟通能力以及持续学习和适应变化的能力。只有具备这些特点的高质量人才,才能够满足医药产业对质量管理的需求,确保产品的质量和安全。

(一) 专业知识和质量意识要求高

医药产业对高质量人才的专业知识和技能要求非常高,需要具备扎实的医药学、生物学、化学等相关学科的知识基础,了解医药行业的法规政策和技术标准,掌握质量管理的理论和方法,能够熟练运用质量控制工具和技术进行质量管理和质量改进。此外,医药产业对从业者产品质量意识的要求非常严格,任何质量问题都可能对患者的生命健康造成严重影响。医药产业人才需要具备严谨的工作态度和敬业精神,能够严格遵守质量管理的各项要求和标准,确保产品的质量可靠、安全有效。

(二) 风险管理意识,团队合作和沟通能力要求高

医药产业面临着诸多风险,如产品质量问题、合规性问题、市场风险等,需要相关人才具备较强的风险管理能力,能够识别和评估潜在的风险,制定相应的风险管理策略和应对措施,及时解决和防范质量问题,保障医药产品的安全性和合规性。医药产业中,质量工作需要与多个部门和团队紧密合作,如研发、生产、市场等。高质量人才需要具备良好的团队合作和沟通能力,能够与不同专业背景的人员合作,协调各方利益,共同推动质量工作的开展。

（三）需要具备持续学习和适应变化能力

医药产业的技术和法规政策都在不断更新和变化,人才需要具备持续学习和适应变化的能力。他们需要不断跟进行业的最新发展,了解国内外的质量管理标准,不断提升自己的专业水平和能力。

二、当前医药产业对高质量人才的需求现状

医药产业作为一个关乎人类健康和生命的重要领域,对高质量人才的需求一直非常高。随着医药产业的快速发展和技术创新,产品质量和安全性成为医药企业最重要的竞争力之一。医药产品的研发、生产、检测、质量管理等环节都需要大量具备专业知识和技能的高质量人才来保障产品质量,确保患者用药安全。因此,医药产业对高质量人才的需求持续增长。然而,与需求相比,医药产业高质量人才的供给状况并不乐观,人才供给不足的问题日益突出,且人才结构存在一定问题,人才培养和引进机制也有待进一步完善。

（一）高质量人才供给不足的问题日益突出

医药产业对高质量人才的专业能力要求较高,需要具备扎实的医药学、生物学、化学、临床医学等相关学科知识基础,能胜任科研、临床和生产等工作。此外,医药产业对于在质量管理、药品注册、临床试验等领域具备丰富实践经验和专业技能的人才需求很大。同时,对跨学科人才,即具备工程、管理、信息技术等多领域知识和技能,能够跨领域开展工作的人才需求也十分迫切,但以上需求却面临人才供给不足的问题。目前医药产业人才多集中在单一领域,缺乏跨学科综合能力的人才,这导致校企在跨领域合作、创新研究等方面存在一定的困难。另一方面,部分医药企业对人才培养投入不足,无法满足医药产业的发展需求,这种供需不平衡的情况亟待有效解决,以促进医药产业的持续发展。

（二）高质量人才结构待优化且区域发展不平衡

当前,医药产业人才结构不够合理,主要表现为兼具研究能力和实践经验的复合型人才短缺,而具有理论知识但缺乏实践经验的人才过剩。复合

型人才,如具有博士、硕士学历和丰富实践经验的专业人才;而缺乏实践经验的人才,如具有本科及以下学历、技能熟练度较低的从业人员。这种结构性不平衡导致医药产业在培养和吸引人才方面存在一定困难。此外,不同地区、不同企业的发展水平存在差异,导致医药产业人才供给也呈现出不平衡的状态。一些发达地区或大型企业拥有更多的资源和优势,能够吸引和培养大量人才,而一些欠发达地区或小型企业则面临人才供给不足的困境。这种结构不合理不利于医药产业的均衡发展。

(三)高质量人才培养和引进机制有待完善

医药产业的高质量人才培养和引进存在一定的难度。一方面,医药领域的专业知识和技能要求较高,培养周期长,需要投入大量的时间和资源。另一方面,由于医药产业的市场竞争激烈,吸引和留住高质量人才也是一项具有挑战性的任务。当前,我国医药产业的高质量人才培养和引进机制还存在一些问题,如教育体系和企业培训机制不够灵活、人才流动机制不畅等。政府、企业和高校等多方需共同努力,建立起完善的人才培养和引进机制,为医药产业培养更多高素质人才提供更多机会和支持。

三、未来医药产业高质量人才培养策略

未来医药产业将面临诸多挑战,培养高素质人才成为医药产业发展的关键。为了适应未来医药产业的发展对人才的需求,制定有效的高质量人才培养策略至关重要,需要进一步优化医药产业人才培养体系,加强医药产业与政府和高校的合作,推动医药产业高质量人才培养的政策支持。

(一)优化医药产业高质量人才培养体系

在医药产业中,高质量人才的培养与引进是促进产业健康发展和提高产业竞争力的重要环节。如何创新人才培养模式,优化医药产业高质量人才的培养体系,建立全面、系统、科学的培养模式,成为当前医药产业发展面临的重要问题。未来医药产业人才培养需要注重学科交叉和实践能力的培养,鼓励学生跨学科学习,培养跨领域的医药人才,如医学、药学、工程学等领域的交叉培养。加强对医药高质量人才的专业知识和实践应用能力的培养,注重实践教学,提供丰富的实践环节和实训机会,培养学生的实践能力

和创新意识。鼓励学生参与科研项目和创新实践,培养他们解决实际问题和创新能力。同时,应加强与企业的合作,开展实习和实训活动,使学生能够接触到真实的医药产业环境,了解行业需求和发展趋势。此外,还可以建立行业导师制度,邀请医药产业领域的专家和企业高管担任导师,指导学生的学习和实践,帮助他们更好地适应医药产业的需求。最后,要加强对医药人才的综合素质培养。除了专业知识和实践能力外,还应注重培养学生的团队合作能力、沟通能力、创新思维和跨学科能力,提高他们的综合素质和职业竞争力。建立全面、系统、科学的医药人才培养模式,能够更好地满足医药产业对高素质人才的需求,提高医药产业的创新能力和竞争力,推动医药产业的健康发展。

(二)加强专业认证和标准化建设,完善评价机制

专业认证是指根据行业标准评估和认证医药产业高质量人才的专业能力和素质。通过专业认证,可以提高医药产业人才的职业素养和业务能力,提升行业整体的素质和竞争力。标准化建设是医药产业高质量人才培养体系的重要环节,可以为医药产业高质量人才培养提供统一的标准和规范,提高医药产业的质量管理水平和竞争力。评价机制是对医药高质量人才培养效果进行评估和反馈的重要手段,建立医药产业高质量人才培养的评价机制,为人才培养提供评价标准和指导。一套全面、科学的评价体系,包括对学生学习成绩、实践能力、科研成果等方面进行评价。同时,要注重学生的综合素质培养,如团队合作能力、创新思维能力、实践能力等。评价结果应及时反馈,为进一步提高培养质量提供有针对性的指导。

(三)发挥企业、高校、政府的协同育人作用

医药产业还需要加强与政府和企业的合作。加强医药产业与高等教育机构、科研院所之间的合作,建立产学研一体化的人才培养体系。开展产学研合作项目,共同解决医药产业面临的技术难题和挑战。建立医药产业实习实践基地,为学生提供实践机会,培养实践能力和工作经验。政府在医药产业发展中起着重要的引导和支持作用,政府应加大对医药产业高质量人才培养的政策支持力度,为医药产业的高质量人才培养和引进提供更多的政策支持和优惠政策,推动医药产业的发展和质量提升。企业可以与政府合作,共同建立质量管理体系,提升产品质量和安全水平。同时,还需加强

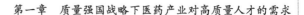

与国内外知名企业的合作,借鉴其先进的质量管理经验和技术,进一步提高医药产品的质量水平。

综上所述,建设质量强国对医药产业的发展至关重要。医药产业需要加强产品质量和安全管理,提高新药研发和创新能力,加强人才培养和引进,加强与政府和企业的合作。通过这些措施,可以提升医药产品的质量和安全水平,推动医药产业的健康发展,为人民提供更好的医药产品和服务,实现医药产业的高质量发展,为建设质量强国做出贡献。

第二章

产教融合型药学人才培养的模式研究

第一节　我国产教融合战略概述

一、我国产教融合的起源与发展

产教融合源于国外的产业界和教育界合作模式,旨在填补产业需求和教育培养之间的鸿沟,最早可追溯到 20 世纪 80 年代初,当时一些发达国家开始意识到传统的教育模式已经无法满足快速变化的产业需求,在这一背景下,产业界和教育界开始探索更紧密的合作模式,这种合作模式涵盖了课程设置、实习实践、科研合作等方面,以确保学生毕业后能够顺利就业并为产业发展做出贡献,实现产业和教育的良性互动。

我国产教融合战略的起源可以追溯到中国改革开放以来,随着改革开放的深入推进和经济的快速发展,产业结构和人才需求也发生了巨大变化,产业界和教育界开始意识到教育与产业之间存在脱节,传统的教育模式需要进行改革,在这种背景下,产教融合战略应运而生。有学者总结了改革开放以来产教融合发展过程,古光甫将我国产教融合发展总结为萌芽初创期(新中国成立至 1977 年)、恢复重建期(1978—1990 年)、改革探索期(1991—2013 年)、创新发展期(2014 年至今)四个阶段,与李付有等的三阶段观念类似,后者将我国改革开放以来的产教融合发展分为:1979—1990 年的探索起步阶段,1991—2012 年的丰富发展阶段和 2013 年以来的提质增效阶段。

产教融合的萌芽初创期,也是新中国成立初期,国家、社会建设及文化教育事业处于百废待兴的状态,在学习借鉴苏联等欧美发达国家教育建设成功经验基础上,主要通过大力发展我国重工业,来提升国家社会、经济的发展步伐。此阶段初步确立了"职业学校要为工农开展广泛社会服务、教育为国家社会主义经济建设发展服务"的教育方针,这为我国职业教育产教结合的萌芽奠定了基础。1952 年,《关于整顿和发展中等技术教育的指示》提出多方共办职业教育。1955 年,《关于提高教学工作质量的决议》强调产教结合。1958 年,《关于教育工作的指示》支持企业参与办学,形成产教结合新模式。

在恢复重建期(探索起步阶段),为满足改革开放初期社会主义现代化建设对大批技能人才的需求,1979 年《国家劳动总局技工学校工作条例(试行)》提出技工学校要"理论联系实际,以生产实习教学为主",首次明确职业教育与社会生产的关系。1985 年《中共中央关于教育体制改革的决定》要求职业教育适应经济社会发展,1986 年《技工学校工作规定》进一步明确了技工学校的性质和任务,强调实习与生产经营结合,建立产教融合实施体系,这个阶段的主要特征是强调与生产劳动相结合、前店(校)后厂、厂校挂钩。

在改革探索期(丰富发展阶段),自 1991 年《国务院关于大力发展职业技术教育的决定》首次提出"产教结合,工学结合"以来,在办学模式上强调政府统筹,行业、企事业单位联合办学,突出实践性教学环节。1995 年,《国家教育委员会关于推动职业大学改革与建设的几点意见》倡导理论教学"必需,够用",强调要加强与产业部门的联合。2002 年,《国务院关于大力推进职业教育改革与发展的决定》提出多元办学格局,引入订单培训和就业准入制度。2004 年,《教育部关于以就业为导向深化高等职业教育改革的若干意见》探索校企合作人才培养。2005 年,《国务院关于大力发展职业教育的决定》推广工学结合、校企合作模式。2009 年,《关于加快推进职业教育集团化办学的若干意见》提出组建职业教育集团,推进工学结合。2010 年《国家中长期教育改革和发展规划纲要(2010—2020 年)》再次强调工学结合人才培养。这一阶段形成了以工学结合为核心的人才培养模式改革。

在创新发展期(提质增效阶段),2013 年教育部发布的《教育部关于 2013 年深化教育领域综合改革的意见》第一次正式提出"产教融合"概念,2014 年国务院发布《关于加快发展现代职业教育的决定》强调要发挥"企业重要办学主体作用",这是第一次在国家文件中特别提到企业是重要办学主体,标志着对产教融合本质认识的进一步深化。2017 年国务院发布《国务院办公厅关于深化产教融合的若干意见》,强调"产教融合"是包括职业教育和高等教育甚至基础教育的全面深化改革,要"将工匠精神培育融入基础教育",全面阐释了新时期实施深化产教融合的意义,呈现出与以往职业教育政策中的"产教融合"完全不同的意涵。之后相继制订的《关于加快建设发展新工科实施卓越工程师教育培养计划 2.0 的意见(2018 年)》《建设产教融合型企业实施办法(试行)(2019 年)》《国家产教融合建设试点实施方案(2019 年)》《现代产业学院建设指南(试行)(2020 年)》都是对该文件的进一步落实。后续政策所涉及的领域进一步拓展,包括劳动教育、远程教育、人工智能人才培养、卓越工程师培养等,产教融合覆盖教育领域的全方位、多层次这一特征日益明显,产教融合也被定位为包括基础教育、高等教育,并横跨职业教育的国家整体人才战略。

从国家陆续出台的推进产教融合的相关政策(表 2-1),能看出其概念由产生、发展到逐渐成熟这一过程中,产教融合的政策体系不断完善、实施路径日益清晰、理念逐渐深入人心,内涵和意义也不断丰富,早已超越了单一的促进职业教育校企合作的内容。产教融合战略的起源和发展历程反映了产业与教育之间合作的重要性和必要性。在全球化和信息化的时代,产业和教育需要更加紧密地合作,共同促进经济的发展和人才的培养。

表 2-1 "产教融合"相关的代表性政策

发布时间	政策名称	发布机构
2013	《关于 2013 年深化教育领域综合改革的意见》	教育部
2014	《关于加快发展现代职业教育的决定》	国务院
2015	《关于深化职业教育教学改革全面提高人才培养质量的若干意见》	教育部
2017	关于深化产教融合的若干意见	国务院
2018	职业学校校企合作促进办法	教育部等 6 部门
2018	关于加快建设发展新工科实施卓越工程师教育培养计划 2.0 的意见	教育部、工信部、中国工程院
2019	国家职业教育改革实施方案	国务院
2019	建设产教融合型企业实施办法(试行)	国家发改委、教育部
2019	国家产教融合建设点实施方案	国家发改委等 6 部门
2020	现代产业学院建设指南(试行)	教育部、工信部

发布时间	政策名称	发布机构
2020	职业教育提质培优行动计划(2020—2023年)	教育部等9部门
2021	关于推动现代职业教育高质量发展的意见	中共中央办公厅、国务院
2022	关于深化现代职业教育体系建设改革的意见	中共中央办公厅、国务院
2023	职业教育产教融合赋能提升行动实施方案(2023—2025年)	国家发改委等8部门
2023	关于支持建设国家轨道交通装备行业产教融合共同体的通知	教育部

二、我国产教融合实施过程中存在的问题

在国家政策的大力支持下,各省、地方政府相继出台配套政策来落实国家决策部署。高校和企业积极实践,形成了多种多样的产教融合形式。整体上看,产教融合的理念越来越受重视,高校和企业之间的合作也越来越紧密,企业在其中的地位也更加突出,资源配置也更加充裕。但在产教融合实施过程中仍面临一些问题和挑战,我们有必要对其进行深入剖析,这既是对过去实践经验的总结反思,也是为未来产教融合发展路径的探索、持续深化和优化提供参考。

(一)企业参与积极性有待进一步提高

高校和企业具有不同的侧重点,企业注重经济效益,而高校以人才培养为核心任务。企业参与产教融合项目,需要投入大量资金、技术、人力、设备、场地等资源。而大多数企业在目前的校企合作模式下对人才培养的投入在短期内无法获得收益,企业参与产教融合项目收益不明朗,积极性较低。目前大多数产教融合项目都是学校编辑教材,企业参与建立实践教学基地、开展实习实践类课程等,难以融合为一门流畅的课程,无法形成校企之间资源优势互补,人才培养质量难达预期,教育和产业的融合存在一定程度的"合而不深""合而不融"的问题。激发并保障企业积极性是产教深度融合的关键,只有院校和企业之间互利共赢,才能真正实现产教深度融合。

（二）高校服务地方经济发展能力相对不足

产教深度融合的表现之一是双方更好地为地方经济发展服务。由于校企之间发展的侧重点不同，高校在人才培养、课程设置、专业设置等方面与产业衔接流畅度低，追踪和更新企业发展需求难度大，导致培养出的人才难以契合区域经济发展的需求。此外，产教融合对师资水平提出了更高的要求，授课教师既要有扎实的理论知识，又要熟悉企业的生产实践，高校内真正具有"双师"素质的专业教师数量相对有限，也影响了校企双方社会服务能力的提升。就校内师资队伍而言，承担课程开发、建设任务的主要是青年教师，他们虽然具备扎实的理论知识，但大多是"从学校走进学校"，缺乏校企合作课程所需要的实践经历。短期进修难以使这些教师掌握企业生产的核心技能，因此，双师型教师的缺乏在一定程度上制约了产教融合的进度和质量。

（三）积极发挥政府主导作用是促进产教融合高质量发展的关键

政府在产教融合中的作用主要体现在政策制定、资源调配、协调推动、资金支持等方面。近年来，政府已经制定了一系列规章制度，产教融合迎来了高速发展，理念已深入校企的人才培养和运营中。高校与企业之间的产教融合要取得有效进展，离不开政府的统筹规划与政策支持，如实行优惠政策或设立专项资金等。当前，产教融合总体配套政策已较为完善，但部分地方政策仍需进行细化以适应本地产业发展的快速变化。资源调配方面，我国各地区教育和产业发展水平存在一定差异，一些教育和产业资源相对缺乏的地区在产教融合方面可能面临更多问题。因此，进一步增强政府的主导能力，加大对产教融合的支持力度，是推动产教融合事业向更高效和可持续方向发展的重要举措。通过加强政策引导、优化资源配置、提升协调推动能力，政府可以更有效地促进校企合作，推动产教融合不断取得新进展。

（四）产教融合各方主体权责仍有进一步明确的必要

产教融合的主体主要包括政府、高校和企业。在产教融合由高速发展转向高质量发展的过程中，各方主体的权责仍有进一步明确的空间。目前，产教融合多由政府主导，高校积极寻求与地方企业的合作，学生的培养机制和管理机制主要由高校负责，而企业则相对而言更注重合作的实效。学校和企业在产教融合中的具体角色和责任有时不完全清晰，部分学校可能更加关注理论学习,而在实践技能培养方面有所不足;企业则可能更侧重于新技术的应用及经济和社会效益,偶尔会因关注短期利益而未能充分考虑长期合作的潜力。这些因素有时会导致双方合作的协调性欠佳。此外,产教融合中的各方主体之间需要更为有效的沟通和协调机制。建立起更加有效的沟通渠道和协调机制,对于推进产教融合的成功至关重要。目前,在产教深度运营和交流管理平台的建设方面仍有改进空间,学校与企业之间的信息交流有待进一步畅通,以更好地理解彼此的需求和期望。同时,政府在产教融合中的引导作用也需要进一步增强。通过出台更加细致的政策措施,政府可以更好地促进学校与企业之间的合作,并加大对产教融合项目的支持力度,为合作提供必要的资源和保障。要推动产教融合取得更为理想的发展成果,各方主体应共同努力,进一步明确角色和责任,确保各方的权责分工清晰,以推动产教深度融合的不断进步。

三、产教融合发展的应对策略

(一)进一步明确各主体权责

产教融合的未来发展,明确各主体权责至关重要。在产教融合项目推进实施过程中,政府应承担引导和监管的责任,起到顶层设计、政策支持、平台搭建、资源调配、督导监管等作用,尤其是地方政府部门,是推动产教融合的主要力量,要制定明确的政策法规,形成政府统筹、校企主导、行业指导的产教融合协作机制,确保产教融合的健康发展。同时政府需要明确对学校的引导和支持责任,为校企合作提供政策保障和资金支持。企业作为产教融合的重要参与方,应承担人才培养和资源输出的责任。企业需要与学校共同制定人才培养方案,提供实习实训机会,同时,也应享受相应的税收优惠和财政补贴,以激发其参与的积极性。学校则应承担人才培养和科学研究的主要责任,紧密对接产业需求,调整专业设置和课程体系,确保培养出的学生能够满足企业的实际需求。通过明确各主体权责,做到各司其职、各担其责,产教融合将更加有序、高效地推进。

(二)进一步激发企业参与积极性

推进产教融合改革需要企业积极参与。如果没有企业积极参与,产教融合、校企合作的效果就会大打折扣。首先,政府应出台更多针对性的优惠政策,如税收减免、财政补贴等,以降低企业参与产教融合的成本;设立产教融合基金,用于支持校企合作项目和人才培养。其次,建立完善的校企合作机制,加强企业与高校之间的沟通协作,推动双方在人才培养、技术研发等方面形成紧密的合作关系,确保企业在校企合作中能够获得实际利益,如优先选拔优秀毕业生、共享研发成果等。最后,建立企业参与的激励机制,加强对产教融合的宣传推广,提高全社会对产教融合的认识和重视,对积极参与产教融合的企业给予表彰和奖励,提升企业的社会声誉和品牌形象。这些措施有望进一步激发企业参与产教融合的积极性,为我国产业升级和人才培养贡献力量。

(三) 进一步提升高校办学关键能力

未来产教融合的发展,也应着重于进一步提升高校办学关键能力,以适应社会经济发展和产业变革的需求。首先,高校应深化教育教学改革,创新人才培养模式。在专业建设层面,要建立专业动态调整优化机制,优化专业布局,形成紧密对接产业链、创新链的专业体系。围绕国家重大战略,优先培育一批支撑国家战略性新兴产业发展的新兴专业;紧密跟踪区域产业升级和技术革新的步伐,对一批传统专业进行现代化改造,以满足新经济、新技术、新业态及新职业的多元需求;同时,对不符合经济社会发展需求、市场需求低迷且就业前景不佳的专业进行整合和淘汰。在课程建设层面,将产业发展趋势和市场需求融入课程设置,将新方法、新技术、新工艺、新标准纳入教学内容体系;加大实践教学力度,构建新型实践教学体系,增加实践教学环节,改进实践教学方法,通过与企业合作建立实践教学基地,提高学生的参与度和实践能力,形成产业发展与教学改革良性互动局面。在师资队伍建设上,深化人才工作体制机制改革,通过外引内培的方式,吸引和培养一批具有丰富实践经验和高超教学能力的专业人才,打造一批"双师"型教师团队。其次,高校应加强与企业的紧密合作,建立产学研一体化的教育体系,促进科研成果转化为实际生产力。

(四) 进一步加强地方政府主导作用

在产教融合发展过程中,政府特别是地方政府的作用至关重要。为了更好地推动产教融合,政府需从多个层面加强其主导作用:首先,制定和完善具有前瞻性和可操作性的产教融合政策是关键，明确政府、企业、学校三方的职责和权益。这些政策不仅要涵盖宏观层面的指导原则，还要具体到操作层面的实施细则，确保政策既具有指导性，又能落到实处。通过明确各方的责任和义务，可以有效地调动各方积极性，形成推动产教融合的合力。其次，加大财政支持力度是保障产教融合顺利推进的物质基础。设立产教融合专项资金，用于支持重点项目和试点工程，补贴企业参与产教融合的成本，奖励在产教融合中表现突出的单位和个人，以及支持产教融合相关的研究与实践活动。通过财政资金的引导，可以激发更多社会资源投入产教融合领域。再次，建立健全产教融合的监督评价机制是确保政策实效的重要手段。政府应定期对产教融合项目进行评估和监督，确保政策落地生根，发挥实效。监督评价机制应包括绩效考核、项目审计、成果评估等多个方面，通过量化指标和定性分析，全面评估产教融合项目的实施效果，并根据评价结果及时调整和完善相关政策，以适应不断变化的市场和社会需求。最后，政府还应提升自身的服务能力，及时满足学校和企业的诉求，适度放权，并通过制度建设和宣传推广，提高全社会对产教融合重要性的认识，通过举办论坛、经验交流会等活动，搭建政府、企业、学校之间的沟通平台，促进信息共享和经验交流，加强对产教融合典型案例的宣传，推广成功经验，为其他地区和单位提供借鉴。

产教融合战略的实施对高等教育和产业发展产生了积极影响。然而，产教融合战略的实施也面临一些挑战。为促进产教融合的深入发展，针对存在的问题，应对策略涵盖了厘清产教融合各方主体权责、加强地方政府主导作用、提高企业参与积极性、提升高校办学关键能力等几个方面。通过这些措施的实施，将有效推动产教融合向更深层次、更广范围发展，为培养高素质技能型人才、推动经济社会发展提供有力支撑。

第二节　产教融合背景下人才培养模式概述

当前，我国正处于产业结构调整的关键时期，为了实现我国在国际产业链价值链从中端攀向高端，从中国制造转向中国智造，从制造大国迈向制造强国，不仅需要培养大量高水平的创新型人才来解决关键技术难题，更需要培养大批高素质的应用技术型人才来推动传统产业向高端、智能化方向转型。产教融合作为高等教育融入国家创新体系建设的关键环节,也是高等教育助推科技革命加速发展的关键举措。当前,国内众多高校和企业已进行了一系列产教融合人才培养的实践探索,形成了一批具有共性的产教融合人才培养模式。对当前产教融合人才培养主要模式进行梳理分析,可为后续的产教融合和校企合作提供经验借鉴。

一、产教融合人才培养模式的概念

产教融合人才培养模式是指在协同育人理念下,学校、企业和社会共同参与、协同推动的一种人才培养模式,高校与行业企业共同设计人才培养方案、设置专业、开发课程、共建实践基地。在这种模式下,学校与企业之间建立紧密的合作关系,充分整合双方的资源和优势,通过实习、实训、项目合作等方式,企业技术人员作为导师指导学生,为社会培养专业技能型人才。学生可以在实践基地或企业进行现场学习,及时学习适应社会需求的新技术、新标准、新方法。学生在校期间就能接触和参与实际工作,获得更加实际的工作经验和技能,培养学生的创新能力和解决问题的能力。通过这种模式的培养,学生毕业后能够更快地适应社会和企业的需要,也使企业更容易找到适合自己的人才。这种模式的实施,既可以将高校与企业的协同研究与创新能力转化为社会生产力,又可以提高学生的就业竞争力,有利于提升教育培训的实效性,为区域经济发展注入动力,推动高等教育与社会经济的深度融合。

二、产教融合人才培养模式的主要研究机构

在中国知网以"产教融合""人才培养模式"为主题进行检索发现,最早的关于产教融合人才培养模式的研究发表于 2012 年,2013—2016 年间相关研究较少;自 2017 年国务院办公厅专门出台《关于深化产教融合的若干意见》起,产教融合人才培养模式相关研究也随之快速上涨,中国知网相关文献数量的年度趋势如图 2-1 所示。进一步对开展产教融合人才培养模式研究的单位进行分析发现,由于"产教融合"的理念最早源于高等职业院校,因此大多数开展此类研究的单位仍以职业院校为主(图 2-2)。文献数量排名前 10 的单位中,9 所为职业院校:江苏联合职业技术学院(共发

表 16 篇相关论文)、江苏农牧科技职业学院(共发表 15 篇相关论文)、辽宁机电职业技术学院(共发表 11 篇相关论文)、广东农工商职业技术学院(共发表 11 篇相关论文)、南宁职业技术学院(共发表 11 篇相关论文)、长春工程学院(共发表 10 篇相关论文)、苏州市职业大学(共发表 10 篇相关论文)、北海职业学院(共发表 10 篇相关论文)、广州工程技术职业学院(共发表 10 篇相关论文)。2017 年颁布的《关于深化产教融合的若干意见》全面阐释了新时期实施深化产教融合的意义,呈现出与以往职业教育政策中的"产教融合"完全不同的含义,强调"产教融合"是包括职业教育和高等教育甚至基础教育的全面深化改革,"产教融合"概念已扩展并融合到各层级的教育体系中。近年来本科院校也成为产教融合人才培养模式的研究主体,包括金陵科技学院、长春工程学院、常熟理工学院、临沂大学、攀枝花学院、三江学院等。

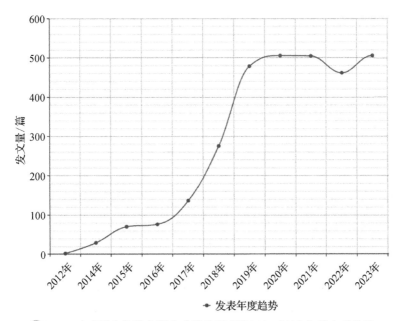

图 2-1 知网"产教融合""人才培养模式"2012—2023 年度文献数量

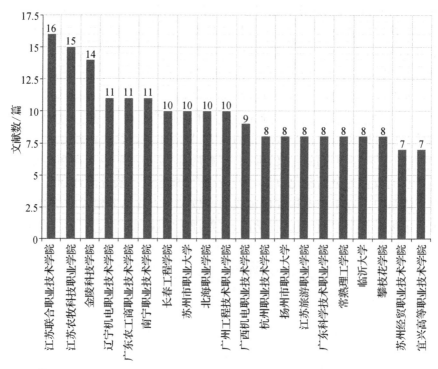

图2-2　知网"产教融合""人才培养模式"2012—2023年度主要研究机构

三、产教融合应用型本科人才培养模式

我国本专科层次的高等教育大致可分成三大类型:研究型、应用型和职业技能型。研究型高等教育重在对学术研究人才的培养,此类型的主体是各研究型大学。应用型高等教育培养服务于区域经济发展、毕业后能够从事科技应用、促进行业发展等方面的人才,此类型的主体是应用型本科院校。而职业技能型高等教育则培养面向生产、服务一线的技能型人才,该类型的主体包括高职高专等专科院校以及技术本科。应用型人才即应用技术型人才,是"把成熟的技术和理论应用到实际的生产、生活中的技术技能型人才"。据相关数据统计,美国、欧盟高校毕业生中80%是应用型人才,20%是学术型人才;而中国在2013年之前,高校毕业生中40%是应用型人才,60%是学术型人才。美国、欧盟的高等教育体系更倾向于培养应用型人才,

而中国则更侧重于学术型人才的培养。不过,随着我国科技进步和经济的飞跃发展,市场迫切需要知识与技能兼备的高层次应用技术型人才。近年来,中国也在积极推动高等教育改革,加强应用型人才的培养,以更好地适应社会和经济发展的需求。

2015 年,教育部、国家发展改革委、财政部三部门印发《关于引导部分地方普通本科高校向应用型转变的指导意见》,推动转型发展高校把办学思路真正转到服务地方经济社会发展上来,转到产教融合校企合作上来,转到培养应用型技术技能型人才上来。江苏在推进应用型本科建设方面已有充足的经验。2021 年,《江苏省"十四五"教育发展规划》中明确"到 2025 年,建设10 所左右省一流应用型本科高校"。江苏首轮一流应用型本科高校建设自2024 年启动实施,目前已遴选出江苏海洋大学、江苏理工学院、盐城工学院、苏州科技大学、淮阴工学院、南京工程学院 6 所高校为江苏省一流应用型本科高校建设单位。在国家大力推进高等教育内涵式发展的背景下,深化产教融合、加强校企合作是应用型高等教育发展的必然选择。

经过多年的实践探索,中国在研究世界各国高校应用型人才培养成功模式的基础上,结合自身实际情况和特点,在人才培养方面积极探索、不断创新,形成了多种产教融合育人模式,并在应用型人才培养方面取得显著成果。罗勇等将我国产教融合人才培养模式凝练成十二类,包括产城教融合发展模式、企业办学模式、职业教育集团模式、共建实体学院模式、共建现代产业学院模式、共建专业模式、共建实训基地模式、共建实验室模式、科研技术合作模式、"订单班"人才培养模式、特色实验班人才培养模式、现代学徒制模式。在实际人才培养过程中,这十二类模式并不是相互独立的,而是相互关联与促进,相互补充与渗透,相互交叉与结合,形成更加综合和多元化的教育模式。例如,共建实训基地模式可以结合共建实验室模式,学校与企业共同开展教学实践活动;共建专业模式可以和科研技术合作模式相结合,促进产学研深度合作,推动专业人才培养与科研成果转化。但上述十二类人才培养模式并不都适合于应用型本科产教融合人才培养。在中国知网中搜索研究机构为本科院校的"产教融合、人才培养模式"文献,进行汇总整理,大致可总结成以下几类。

(一) 人才联合培养模式

人才联合培养模式是基于高校、企业之间通过建立多重合作关系,共同致力于人才的联合培养。这一模式涵盖了多种合作方式,包括校企双方人员互派、企业为高校提供实习实践场所、高校为企业提供人员培训等。人才联合培养模式在应用型人才培养方面扮演着重要角色,通过多方主体的共同参与,高校在人才培养方案及课程设置方面能够更加紧密地围绕市场发展动态,加强与社会的联系,使高校培养出的人才能够更好地与社会需求相衔接。如金陵科技学院针对应用型本科院校会计学专业学生应用能力强化不足、教师实践应用能力不足等问题,探索和践行了应用型人才培养模式的改革——校企人员互聘,一方面,学校聘请具有丰富经验的企业高层管理人员和知名学界专家作为会计学专业的校外兼职教师;另一方面,鼓励本校缺乏实践经验的专职教师到事务所、企业去顶岗实践,形成一个既有理论支撑,又有实战经验的"双师"团队。团队成员不仅参与制定人才培养方案,还积极参与教研活动、开办讲座、担任实践课程教师,指导学生进行实践活动,让学生能够将所学的专业知识更好地与实践相结合,也更多地了解行业对会计学专业学生综合素质的需求。长春工程学院在产教融合、校企协同育人背景下,针对设计专业高校人才培养与社会需求的脱节问题,依托省重点研究基地和企业,构建了"高校—企业—研究基地"三方协同的人才培养模式,重点从人才培养目标、协同育人机制、专业课程体系、以创新工作室为载体的实践体系等方面完成应用型创新设计人才培养教学体系的建构,取得了显著的效果。常熟理工学院主动对接地方核心产业群,探索"学生为中心、职业为导向、能力为本位"的应用型人才培养模式,构建"融合发展、人才联动、资源共享、课程共建"的人才培养共同体,提出了协同制定人才培养方案、培育双师双能型师资队伍、打造协同育人新平台、协同构建应用型课程体系的实践路径。

人才联合培养模式能更好地适应社会发展对高素质应用型人才的客观需求,为培养专业知识丰富、实践能力强、综合素质高的应用型人才提供了良好的平台。人才联合培养模式在高校产学研合作教育中扮演着重要角色,高校、企业共同发挥各自优势,实现资源共享、优势互补,有助于促进产学研之间的深度融合,推动科研成果的转化和产业应用,从而形成良性循环,推动社会经济的可持续发展。总之,人才联合培养和交流模式的实施,不仅有利于高校加强与社会各界的联系与合作,提高人才培养质量,更能够满足社会对高素质应用型人才的需求,为人才培养提供更加广阔的发展空间。

（二）共建实践基地模式

　　高校与企业共同建设实训基地，也是产教融合、校企合作中最为常见的模式之一。该模式下校、企双方在校内或企业共同建设实训基地，共同组建联合攻关实验室、教学科研基地和工程技术中心等，共同完成实践授课和实训项目，还可实现在教学、科研、技术方面的深度融合。目前我国很多高校与企业建立了教学基地，高校提供人才和设备等，企业提供资金和技术支持，致力于学生实践教学任务的完成和专业实训能力的培养。如湖北大学与曙光信息产业股份有限公司（简称中科曙光公司）和中兴通讯有限公司分别合作成立了"教育部湖北大学-中科曙光大数据产教融合基地"和"教育部湖北大学-中兴通讯 ICT 产教融合创新基地"，为学生的实践创新活动提供了技术及设备支持，学生在各类竞赛中屡获佳绩，人才培养定位更加符合市场需求，毕业生就业率持续提升。西南林业大学积极寻求与相关企业的合作，建立校内外双实践基地，解决了学校在科研与工程方面相对较弱的问题，与校外企业建立校内实践基地的目的是满足本科一年级和二年级学生的实践需求，而校外实践基地主要是针对三年级和四年级学生的实习需求。高年级学生在校内实践基地培训学习的基础上，再参与校外实践基地的学习和培训，不仅可以有效提升高年级学生的工程实践能力，也为其将来步入社会奠定了坚实的基础。

　　共建基地在应用型人才培养中开展良好并取得一定实效，通过高校与企业多元化办学，学生可以有针对性地进行实践操作训练，在真实的工作环境中将所学的理论知识转化为实践应用操作，进一步提升应用型人才所需的实践能力、创新意识和专业素养。校企共建实践教学基地不仅解决了高校实习实训场所欠缺的难题，企业还通过接收学生参加实习实训，让学生更加深入地了解企业，为企业吸引更多优秀人才起到良好的宣传推广作用。同时，在基地中高校、企业围绕同一课题进行科研攻关，推动产学研深度融合，有助于企业更好地了解和应用最新的科研成果，加速科研成果的转化和应用，提高自身的创新能力和竞争力，提高科研成果的经济效益和社会效益，促进产业升级和转型发展。

（三）现代产业学院模式

　　产业学院起源于英国教育与就业部策划的产业大学，我国学者覃晓航在 1988 年就发表论文提出"创建产业学院",这是我国最早的"产业学院"概念。我国产业学院的建设大致经历了起步试点、加速发展、提质培优三个阶段。2020 年,教育部办公厅、工业和信息化部办公厅联合发布了《现代产业学院建设指南(试行)》,产业学院建设进入国家级示范项目推动的新阶段。2021 年遴选出首批现代产业学院(表 2-2),天津中医药大学中药制药现代产业学院、河北工业大学智能汽车产业学院、河北科技师范学院葡萄酒学院等国内 50 所高校现代产业学院入围。这是国家层面首次遴选示范性现代产业学院,是加快推进我国现代产业学院建设与发展的重要举措。现代产业学院是产业学院发展的高级阶段,近年来,高校纷纷成立现代产业学院,直接面向产业和社会发展需要,将高校、行业企业与地方政府的各类资源与要素有效整合,以适应人才培养对产业的需求。

表 2-2　首批现代产业学院名单

序号	学院名称	所属高校	所在省(区、市)
1	中药制药现代产业学院	天津中医药大学	天津市
2	智能汽车产业学院	河北工业大学	河北省
3	葡萄酒学院	河北科技师范学院	河北省
4	信创产业学院	中北大学	山西省
5	旅游学院	内蒙古师范大学	内蒙古自治区
6	菱镁产业学院	沈阳化工大学	辽宁省
7	中车学院	大连交通大学	辽宁省
8	大数据产业学院	渤海大学	辽宁省
9	亚泰数字建造产业学院	吉林建筑大学	吉林省
10	参茸道地药材现代产业学院	吉林农业大学	吉林省
11	北大荒农产品加工现代产业学院	黑龙江八一农垦大学	黑龙江省
12	现代生物医药产业联合学院	华东理工大学	上海市
13	新材料现代产业学院	东华大学	上海市
14	上海微电子产业学院	上海大学	上海市
15	2011 膜产业学院	南京工业大学	江苏省
16	阿里云大数据学院	常州大学	江苏省

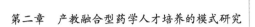

续　表

序号	学院名称	所属高校	所在省（区、市）
17	人工智能与智能制造学院	江苏大学	江苏省
18	人工智能产业学院	南京信息工程大学	江苏省
19	通科微电子学院	南通大学	江苏省
20	新能源学院	盐城工学院	江苏省
21	南瑞电气与自动化学院	南京师范大学	江苏省
22	光伏科技学院	常熟理工学院	江苏省
23	智能制造产业学院	常州工学院	江苏省
24	智能制造装备产业学院	扬州大学	江苏省
25	数字化制造产业学院	浙江工业大学	浙江省
26	杭州湾汽车学院	宁波工程学院	浙江省
27	智能制造现代产业学院	合肥工业大学	安徽省
28	机器人现代产业学院	安徽工程大学	安徽省
29	智能制造产业学院	福建工程学院	福建省
30	先进铜产业学院	江西理工大学	江西省
31	智能装备制造产业学院	河南科技大学	河南省
32	芯片产业学院	湖北工业大学	湖北省
33	东风 HUAT 智能汽车产业学院	湖北汽车工业学院	湖北省
34	轨道交通现代产业学院	中南大学	湖南省
35	金域检验学院	广州医科大学	广东省
36	腾讯云人工智能学院	深圳大学	广东省
37	智能软件学院	广州大学	广东省
38	粤港机器人学院	东莞理工学院	广东省
39	西门子智能制造学院	东莞理工学院	广东省
40	集成电路设计产业学院	广东工业大学	广东省
41	半导体光学工程产业学院	佛山科学技术学院	广东省
42	智能车辆（制造）与 新能源汽车产业学院	广西科技大学	广西壮族自治区

续　表

序号	学院名称	所属高校	所在省（区、市）
43	工业互联网学院	重庆邮电大学	重庆市
44	新能源汽车现代产业学院	重庆理工大学	重庆市
45	中车时代微电子学院	西南交通大学	四川省
46	天然气现代产业学院	西南石油大学	四川省
47	健康医药现代产业学院	贵州医科大学	贵州省
48	人工智能产业学院	昆明理工大学	云南省
49	葡萄酒现代产业学院	西北农林科技大学	陕西省
50	智能制造现代产业学院	新疆大学	新疆维吾尔自治区

　　江苏省也在积极推进产业学院建设，2020 年江苏省教育厅提出了关于推进本科高校产业学院建设的指导意见，旨在培养行业领军人才和高层次创新型人才，并形成产学深度合作的新型人才培养模式。从 2020 年起，江苏省已遴选出 50 家省重点产业学院。2021 年 12 月，省教育厅协同省相关主管部门、地方政府、建设高校教师、行业组织和相关企业，成立了江苏省重点产业学院建设专家委员会，充分发挥高校、行业专家的技术指导和决策咨询作用，加快推进产教融合协同育人，不断提高人才培养质量，更好地服务经济社会发展。建设省级重点产业学院是深入贯彻党的二十大精神，推进产教融合、科教融汇，引导高校主动面向区域、面向行业、面向产业办学，推动相关高校向高水平应用型本科高校转型发展的重要举措，在 2021 年公布的首批国家级现代产业学院名单中，江苏已有 10 所高校上榜。现代产业学院是一种新型办学模式，打破了企业与学校之间的壁垒，将各类优质资源进行有机整合，通过对产业需求的精准定位，实现了教育链与产业链的紧密对接，有效提升了人才培养与产业发展的契合度。

第三节　产教融合型药学人才培养模式的探索与实践

　　随着医药产业的发展，企业需要上手快、能尽快适应工作岗位的毕业生。传统的药学人才培养模式"重知识、轻技能"，毕业生普遍缺乏实践应用能力,动手能力较差,企业需花费巨资培训员工。其次,高等院校现行的培养方案、所设置的课程体系与现代医药行业需求存在一定程度的脱节。比如,医药企业对熟悉国家药品研发相关政策、法律法规以及工作流程的新药研发专员,熟悉电子商务的药品销售、管理等应用复合型专门人才存在巨大需求,而高校中相关课程却开设较少。要改变这种毕业生能力与市场需求脱节的现象,就需要对传统的药学人才培养模式进行改革,突破传统知识教学的框架,构建一种同时重视专业能力、实践能力、创新能力等综合能力培养的新模式。因此,将行业发展需求与高校人才培养相结合,开展面向医药战略新兴产业需求的产教融合型人才培养模式研究很有必要。

　　江苏海洋大学生物医药产业学院地处连云港国家级生物医药产业基地,以培养应用型药学类专业人才为目标,通过坚持聚焦三个面向,推动实现"把学院建在园区,把专业设在产业,把课堂放在企业"的高质量发展模式。生物医药产业学院对接行业产业发展趋势,面向生物医药产业发展需求,大力发展产教融合,与医药龙头企业江苏恒瑞医药股份有限公司共同开展"卓越工程师"人才培养项目,通过产教融合共建十余家实习实训基地。学院聘请了江苏恒瑞医药股份有限公司、正大天晴药业集团股份有限公司、鲁南制药集团股份有限公司、江苏康缘药业股份有限公司等企业的专家担任江苏省产业教授,并定期邀请企业技术专家进行授课,坚持"项目和课程从生产一线中来,成果和人才到生产一线中去",并形成了"以产兴教、以教促产"良性互动的产教融合人才培养机制。

一、江苏海洋大学产教融合型药学人才培养模式概述

　　江苏海洋大学生物医药产业学院不断优化专业结构、创新人才培养模式、增强办学活力,探索人才链、产业链、创新链、教育链有效衔接机制,形成了"四平台五联合协同培养医药产业应用型人才"的培养模式(图2-3),具体可概括为:围绕一个中心——人才培养质量;服务两个主体——学生、企业主体;协同三方资源——学校、中华药港园区、医药企业;构建四大平台——理论教学平台、专业实践平台、科研创新平台、工程应用平台;实现五个联合——联合制定培养方案、联合选配教师、联合讲授课程、联合实习实训、联合评价培养质量,最终达到教师与企业、理论与实践、应用与创新、学生与企业、校内平台与校外基地、校园文化与企业文化之间"六个深度融合

和无缝对接",下文将具体介绍。

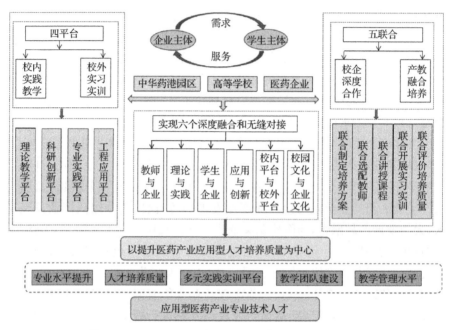

四平台五联合协同培养医药产业应用型人才模式的研究与实践

图 2-3 江苏海洋大学产教融合型药学人才培养模式

二、协同三方资源,拓展教育资源与实践机会

2018 年江苏省人民政府印发的《省政府办公厅关于产教融合的实施意见》提出,到 2025 年左右,全省高等教育分类发展、职业教育(含技工教育)特色化发展体系初步形成,面向产业高质量发展的特色优势院校、学科专业和课程体系基本确立,教育和产业统筹融合、良性互动的发展格局总体形成,需求导向的人才培养模式健全完善,人才教育供给与产业需求结构性矛盾基本解决,高等教育、职业教育对经济发展和产业升级的贡献显著增强。江苏海洋大学根据国家以及省委的指导文件,整合各类资源、平台、要素,面向产业和区域发展需求,参与产教融合的探索,与中华药港园区、医药企业建立了紧密的协同教育体系,以及以需求为导向的产教合作平台。在统筹三

方资源的过程中,江苏海洋大学与政府(中华药港)和企业紧密合作,讨论三方的不同需求以及共同目标,实施多项协同规划,实现"1+1+1大于3"的协同效应。

(一) 协同产教融合发展规划

2015年,国务院印发的《中国制造2025》规划明确将生物医药及高性能医疗器械列为中国实现制造强国战略目标的十大产业之一。规划指出,发展针对重大疾病的化学药、中药、生物技术药物新产品,重点包括新机制和新靶点化学药、抗体药物、抗体偶联药物、全新结构蛋白及多肽药物、新型疫苗、临床优势突出的创新中药及个性化治疗药物。江苏海洋大学药学院与中华药港园区以及药企对接,将《中国制造2025》规划指出的重点药物作为产教融合探索的重点发展项目,使学校培养出适应国家发展战略的人才。

(二) 协同三方人才培养需求

以市场需求为导向,收集企业和中华药港人才需求,将需求融合进学校的教学中,将中华药港以及企业需求全面融入人才培养环节,使三方共同参与本科生毕业设计、研究生培养方案制定等教育过程。三方共同制定规范的实习流程,建立健全制药全产业链培训机制,让学生初步了解不同类型的药物从立项到上市所经历的流程,拓宽学生思维深度,培养同时满足三方不同需求的复合型人才。

(三) 协同三方教学培训资源

三方共同开发优质培训资源,建立学院、企业双导师制度,在理论教学方面,融入企业应用实例。建立开放式探讨机制,组织学生与学院导师、企业导师同时在场的产学研实例探讨,培养学生多角度、全方位思考药物开发过程的能力。三方共享培训课件,建立共享课件库,减少培训导师重复性工作,使兼职导师能够高效完成培训任务。

(四) 协同三方项目合作需求

建立三方需求碰头讨论机制,根据不同学科(如化学药中的合成、制剂、药理、临床),不同企业类型(如中药企业、化学药企业、生物药企业),不同企业规模(如产品线大而全、追求药品上市速度的大型企业,小而精、追求工艺路线优化的小型企业),制定不同的合作模式,吸引更多企业加入产教融合平台,利用产教平台实现三方制药项目开发需求。

(五)建立健全目标导向的合作制度

对接合作需求,明确合作意向后,三方共同探讨具体项目合作计划,在整个过程中做到学校、中华药港、企业根据项目动态调整合作方式,共同推进合作项目取得实质性进展,做到多方参与,多方出力,多方共赢。具体项目合作做到目标导向,分解项目任务,签订明确的合作协议,规定各方责任义务以及合作里程碑付款方案,使学校实验室、中华药港、企业成为一个整体药物开发平台,优势互补,在项目合同规定的范围内共同解决问题。

生物医药产业学院在江苏海洋大学与中华药港园区、园区内的药企之间建立了紧密的合作关系,共同拓展了教育资源与实践机会。这种协同三方资源的培养模式为学生提供了更加广阔的发展空间。学校与中华药港园区的合作为学生提供了丰富的教育资源:中华药港园区汇聚了大量的医药企业和研发机构,拥有先进的设施和技术,学校可以与园区合作开展实践项目、科研合作等活动,使学生能够接触到最新的医药科技和行业动态,提高自身的专业素养和创新能力。其次,学校与医药企业的合作为学生提供了丰富的实践机会:通过与医药企业合作开展实习实训、校企合作研究等活动,学生可以在真实的工作环境中进行实践,提升自己的实践能力和问题解决能力;同时,学生还可以通过与企业的合作,了解企业的运作模式和行业需求,提前适应职业发展的要求。最后,学校、中华药港园区和医药企业的合作还可以促进产学研的深度融合:通过学校的教育资源和科研能力,园区和企业可以获得专业技术支持和人才培养的支持;同时,学校也可以借助园区和企业的资源,开展产学研合作项目,探索前沿科技和行业发展方向;这种产学研的深度融合不仅可以提升学校的科研水平和教育质量,也可以推动园区和企业的创新发展。这种协同三方资源的合作模式在人才培养和产业发展方面具有重要意义,为培养具有实践能力和创新精神的人才做出了积极贡献。

三、构建四大平台,培养多元化应用型药学人才

江苏海洋大学生物医药产业学院以人才培养质量为中心、以地方医药

产业需求为导向，着力解决专业课程教学"重理论、轻实践，重工艺、轻工程"、学生实践创新能力与医药产业发展对应用型人才的要求存在差距的问题。协同高校、政府和药企，构建了理论教学平台（奠定理论基础）、专业实践平台（培养实践能力）、科研创新平台（提升创新能力）、工程应用平台（强化应用能力）四个相互支撑、相互融合的多元化应用型医药人才协同培养平台。通过四平台建设，有效提高了学生实践创新应用能力，目前已培养了2 100余名综合素质高、工程经验丰富、岗位适应能力强的应用型医药人才，促进了地方医药产业快速健康发展。

（一）理论教学平台主要由学校建设，中华药港与药企共同参与

江苏海洋大学生物医药产业学院强化学科专业规划，围绕产业链中不断发展的新业态、新技术、新风向，更新完善学科理论教学内容，引入更多药物开发实例与基础理论教学相结合。针对连云港医药产业集群发展的特点和规律，学院坚持以需求和问题为导向，促进基础研究与产业对接融合，形成理论应用于实践、学科交叉互通的理论教学模式，建设复合型药学专业学科，打破走向工作岗位后所学知识不知如何用的现状。理论教学平台为学生奠定了扎实的理论基础，增加了学生将理论与应用相结合的机会，使学生获得用不同课程知识解决实际应用问题的能力。学生走上工作岗位后，能够快速融入企业，从多学科、多角度、全产业链的角度寻找解决问题的办法，做到知其然，也知其所以然。

（二）专业实践平台由三方共同建设

江苏海洋大学生物医药产业学院在专业实验课、毕业设计等课程中融入产教结合理念，将实验内容与产业化结合起来进行教学和研究。引导学生从量产一款药物的角度思考问题，解决问题，动手实践，让学生了解相关设备以及原辅料包材在药物量产中的作用，在工艺流程中的位置以及在医药全产业链中与上下游的关系。使学生完成从机械做实验，到理解实验原理、思考实验意义、了解实验的工业化应用的转变。中华药港园区进驻的大型企业有很多先进生产设备，学院与药港进驻企业紧密合作，派遣学生到企业实习，参加企业相关培训后上岗完成企业正式工作任务。学生严格按照企业对员工的要求学习设备标准操作规程，参与企业培训与考核，让学生在实习期间结合所学理论知识，从企业的角度思考问题，为学生阶段的学习以

及未来的职业规划做铺垫。

（三）科研创新平台为三方共同建设

江苏海洋大学生物医药产业学院进行基础理论研究的同时，在科研项目中加大热门前沿药物研发方向的预判，向企业攻坚的创新药物方向靠拢，研究合成新路线、制剂新剂型、新靶点，与企业在不同赛道"奔跑"，最终到达同一终点，弥补企业理论基础研究薄弱环节，为企业降本增效，加快企业突破研究障碍，完成创新药物研发。在人才培养过程中，加入本研究方向药物管线、药典规定、海外新药申请以及领域发展方向的检索与分析，让学生清楚知道本领域药物创新方向以及目前存在的关键问题。科研创新平台同时协调三方资源和需求，合作共赢，通过介绍学院与中华药港设备清单的方式让企业评估攻坚项目的合作意向，使企业，尤其是中小药企，在技术攻关的过程中减少购买使用率较低的设备，利用学院和中华药港设备和人才资源，实现技术攻关，合作共赢。学生在参与科研任务的过程中，也能深入了解企业需求，形成产业化思维。

（四）工程应用平台为企业主导，学院协助建设

江苏海洋大学生物医药产业学院通过实验课指导学生实验阶段的学习，再通过自有中试设备和实训平台，指导学生进行中试实训，逐步提升学生对规模化生产药物的理解与思考。以企业需求为导向，根据学生所学专业的不同和企业需求、培训条件不同，建立与学生所学专业相符合的企业实习机制，使学生能够接触企业生产岗位的相关知识。工程应用平台是学生向合格医药产业开发人员、生产人员过渡的关键平台，是培养多元化应用型药学人才的强大助力。

四、实施五个联合，形成多维度协同教育合力

江苏海洋大学生物医药产业学院以学生和药企为主体，瞄准校企融合深度不够、教师工程素养不足的问题，通过构建"五联合"的协同机制（联合制定人才培养方案、联合选配工程化师资、联合讲授专业课程、联合开展实习实训、联合评价培养质量），将企业需求与人才培养有机结合，实现了教师与企业、理论与实践、应用与创新、学生与企业、校内平台与校外基地、校园

文化与企业文化之间的深度融合,打造了一支高素质工程应用型教师队伍,有效提高了学生实践创新的应用能力,提升了专业建设水平,满足了药企对应用型人才的需求,为连云港地区医药产业的快速发展提供了人才支撑。

(一) 联合制定人才培养方案

成立专业建设委员会,根据医药企业对人才的知识和能力要求,联合制定人才培养方案,实现人才培养与企业需求无缝对接。创新形成了企业协同培养、高校育人主体、学生主动参与的"三方合力"人才培养模式。该模式使学生在大学期间就能够接触到产业工作内容,实现在学习中思考产业问题、在实训中巩固理论知识的良性循环。三方通过达成多方满意的培养方案,联合培养入职即可工作的具有产业化思维的学生。

(二) 联合选配工程化师资

通过选派骨干教师到企业任科技副总、到企业生产一线锻炼等方式,提高校内导师的工程实践能力。通过从医药企业聘任兼职导师、产业教授等方式,使企业工程技术人员参与重要的教学环节,打造了一支工程应用能力强的高水平教师队伍。支持企业深度参与学生教育,支持学院教师系统学习药物开发工程应用知识,创新产教融合教学方法,通过优势互补的相互学习,导师队伍共同提高产教知识水平,为学生带来看得见、学得懂的药学理论和产业知识。

(三) 联合讲授专业课程

以"产业引领、明确标准、拓宽基础、注重实践、突出个性"为指引,修订课程目标、理顺课程结构、更新课程内容。共同编写实训教材、共同指导学生毕业论文,将企业的新技术、新产品、新工艺融入教学中,实现教学过程模块化、案例化和项目化,注重培养学生解决医药生产实践问题的能力。高校教师与企业导师通过开放式教育方式,引导学生参与生产实例的讨论,从而启发学生形成将企业实际需求与理论知识相结合的思维模式。

(四) 联合开展实习实训

在实践教学体系上,构建了从基本技能实验项目、专业技能实验项目、综合性实验项目、设计性实验项目四层次递进式实践教学模块;采用"3+1"

产教融合人才培养模式,加强药学专业核心技术和技能训练,以及基本能力、基本技能和职业综合素质的全面培训;依托企业生产车间、工程中心搭建工程化应用平台,培养学生实践创新思维、独立分析和解决问题能力、岗位适应能力和社会竞争能力。

(五)联合评价培养质量,解决企业参与人才培养质量评价不够的问题

深入研究协同育人的体制机制问题,构建校企联合、产教融合的全方位、立体式人才培养质量评价体系。联合评价培养质量作为产教融合的关键环节,不仅要关注学生专业知识掌握程度,还要重视其实践能力、创新精神和职业素养的评价。结合毕业要求、培养目标、课程目标达成度评价等方式,评价人才培养质量,发现人才培养过程中的不足,持续改进,为整体推进协同育人提供理论基础和实践经验。企业还可根据评价结果,提前与符合企业标准的人才签订招聘意向合同,减少企业招聘员工后培训期的负担,同时降低人才频繁跳槽给企业带来损失的概率。

第三章

产教融合型药学人才培养中的教学质量管理研究

第一节　产教融合背景下教学质量管理概述

产教融合已成为高等教育发展的重要方向之一,各级政府持续加大对产教融合的支持力度,鼓励企业和学校深入合作,将产业与教育紧密结合,旨在培养适应社会需求、具备实际操作能力的高素质应用型人才。教学质量是培养高质量人才的基础保障。研究建立与产教融合相适应的更加开放、多元的教学质量管理体系,是推动校企深度合作、培养符合行业企业需求人才的重要保障。

一、产教融合背景下教学质量管理存在的不足

(一)责任部门和管理队伍建设有待加强

教学管理部门是高校教学质量评价的核心角色,职能集中,既负责政策的制定,又涵盖教学过程的管理以及最终的评价。但仅依靠教学管理部门进行教学质量管理可能对教学质量的自我提升构成障碍。此外,一些地方本科高校仅依靠聘用退休教师任校级督导员进行教学质量评价,也难以保证教学质量评价的有效性。高校需要设置专门的质量保证机构,聘用专业人员从事教学质量管理的理论研究和实践评价,并在制度建设、质量标准建设、反馈和持续改进机制建设方面同步完善。

(二)教学质量管理制度的规范性尚需完善

目前在产教融合背景之下,大多高校尚未建立起行之有效的教学质量

管理体系,难以针对教学管理体系进行合理的调整与控制,这样不仅会导致各方面的教学质量管理工作效果降低,还会诱发很多严重的问题,不能确保教育质量的管理工作效果。如在推进产教融合教学质量管理体系建设过程中,缺乏政府、产业部门的支持,各方利益无法得到有效保障;实习环节中,企业往往将高校实习生简单地作为劳动力使用,未能将应用型人才的培养真正融入教学和生产实践中,学生通常只参与简单的生产操作,缺乏核心技能的培训等。此外,在专业建设、课程建设、实训建设等方面,缺乏标准化、规范化的流程,易导致在教学管理中偏离教学计划,对提高教学质量没有明显效果。

(三)教学质量评价体系的科学性有待提升

现有的教学质量评价体系更侧重理论知识,对学生的实践能力和创新能力的评价需要增强。产教融合下的教学质量管理体系需要根据产业需求进行调整,评价指标要围绕产业需求展开,从职业能力、实践能力、社会责任等多个角度对学生进行全面的评估。同时,教学督导队伍需要对产业发展背景经验进行更多了解来对教学质量进行准确的评价和指导。

产教融合下的教学质量管理存在的不足,需要高校、企业、政府等各方共同努力来解决。通过强化质量意识,完善校企合作机制、教学质量管理制度、教学质量评价体系,为高质量人才培养保驾护航。

二、产教融合背景下教学质量管理的新要求

产教融合对教学质量管理提出了新要求,其核心在于通过将教育链、人才链与产业链深度融合,重构教学质量管理的目标、要素与评价体系。产教融合推动教学质量管理转型的这一过程,可通过资源整合与协同创新,有效推动教育供给与产业需求的精准对接。

(一)教学质量管理目标的重构

在产教融合背景下,教学质量管理的核心目标发生了从"知识本位"向"能力本位"的转型。传统教育模式以知识传授为重心,注重理论体系的完整性,相对忽视了职业能力与产业需求的衔接,导致人才培养与市场需求没有紧密关联。产教融合的推进,要求聚焦学生实践能力、创新能力和岗位适

应能力的培养,将行业技术标准与职业资格要求直接嵌入教学目标,推动"毕业即上岗"的无缝对接。教学目标需要建立动态适应性机制,紧密跟踪产业技术升级周期,形成"需求调研—目标制定—教学实施—反馈优化"的闭环管理流程。通过定期修订教学目标、重构课程模块,教育供给得以从静态的"学科驱动"转向动态的"需求驱动",使教学质量管理的逻辑起点从"教什么"转向"社会需要什么样的人才",最终实现人才培养与产业发展的精准匹配。

(二) 教学质量管理要素的变革

产教融合对教学质量管理要素的革新体现在质量监控体系、师资队伍与实践教学等方面。要建立基于产教融合的教学质量监控体系,涵盖教学过程的各个环节,包括课程设置、教学实施、实践教学和实习实训等,确保教学质量的全程监控和持续改进。要加强"双师型"教师队伍建设,通过校企双向流动机制提升教师的实践能力和教学水平,鼓励教师参与企业实践和技术研发,促进教学与产业的深度融合。实践教学要改革传统的教学方式,校内通过建设生产性实训基地还原企业环境,结合校外企业实践平台的真实场景,实现教学与生产的无缝对接,增强学生的实践能力和创新能力。这一系列教学要素的重构,为教学质量管理奠定了结构性基础。

(三) 评价体系的协同创新

在产教融合背景下,教学评价体系正经历从单一到多元协同的转变。评价主体需要多元化,由传统的学校主导向校企联动转变,行业、企业导师深度参与,对学生的岗位胜任力评分直接参与学生能力认证。评价内容需要多维化,要突破分数导向的桎梏,从分数导向到能力导向,构建"过程＋成果＋素养"的多维框架,全面反映学生的知识应用能力、实践创新能力和职业素养水平。评价反馈机制通过动态闭环管理实现持续改进,企业定期向学校提交人才质量报告,精准定位能力短板,学校建立"评价—诊断—改进—再评价"循环,推动教学质量的螺旋式上升。这种协同创新的评价体系,可有效推动产教融合从"形式结合"迈向"质量共生"。

三、产教融合背景下加强教学质量管理的意义

(一)保障人才培养质量达到预期质量标准

教学质量管理的首要目的是保障教学质量,确保教学过程科学、规范和有效,提高师生的教学质量和学习效果,保障人才培养质量达到预期质量标准。在产教融合型药学人才培养中,要基于产教融合,积极构建教学质量管理体系,以高质量的教学为依托,为应用型人才培养提供更加有利的发展空间。通过严格把控教学质量,确保课程设置、教学内容、教学方法等方面与产业发展需求紧密对接,使学生在学习过程中能够掌握最新的药学知识和技能,提高药学人才培养的针对性和实用性,更好地适应产业发展的需要。同时,在产教融合背景下,教学质量管理需要更加注重实践环节,注重实践与理论相结合,注重实际问题解决能力的培养,注重学生就业竞争力的提高,通过引导学生积极参与校企合作项目,提高学生的知识水平、实践能力、工作经验,锻炼学生团队合作和沟通能力,培养学生的职业素养,提高学生的综合素质,适应企业的招聘需求,提高学生就业竞争力。

(二)推进教学改革提高教学成效

传统的教学质量管理体系中只重视学生理论知识的学习,过于强调理论教学质量的管理和控制,未能充分意识到实践操作能力培养的重要性,尚未将学生实践操作能力的培养作为主要内容,难以有效培养学生实践操作能力。同时,教学质量管理的相关领域中未能创建出较为完善的教学改革质量管理机制,教学质量评价体系中难以采用有效的措施进行学生实践操作教学质量的管理控制。产教融合下的教学质量管理需要推进教学改革,引导教师加强教育教学理念的转变,探索新的教育教学模式,创新课程开发、教材开发和教学方法,引导教师加强教学能力和教学素质的培养,提高教学效果和学生学习质量,注重发展学生的综合素质和实践能力,培养具有创新能力和实践能力的人才。

(三)推动专业建设提高学校声誉

产教融合作为一种新型的教育模式,将企业与学校紧密联系起来,实现

了教育链与产业链的有机对接,为学校提供了丰富的教学资源,同时也对教学质量提出了更高的要求。产教融合背景下,学校可以根据市场需求调整专业设置,优化课程体系,通过与企业合作引进先进的技术和设备,为学生提供实践操作平台,使专业建设更加符合产业发展趋势,为专业建设提供有力保障;还可通过优化教学过程、改进教学方法、完善教学评价体系,加强教学质量管理,培养出具备实际操作能力、创新能力和综合能力的高素质人才。学校与企业建立紧密的合作关系,为学生提供丰富的实习和就业机会。学生在实践中表现出色,毕业后能够迅速适应工作岗位,为企业创造价值。这使学校在社会上的声誉不断提升,可吸引更多优质生源,为学校的发展奠定坚实基础。在产教融合型人才培养中,教学质量是高校办学水平的重要指标之一,高质量的教学管理能够提升学校的整体实力,吸引更多优质教育资源,为学校在市场竞争中赢得优势。

(四) 深化校企合作共建命运共同体

产教融合在实施过程中,重点在于学校与企业之间的合作,即将生产与教学工作有机整合在一起。传统的教学质量管理和监控很少有企业参与,对于人才培养目标定位是否符合岗位需求,往往听不到企业、行业的声音。但产教融合下的教学质量管理必然需要加强校企合作,建立校企长期稳定的合作关系,建立企业参与教学质量管理与评价的有效运行机制,打造校企合作命运共同体。高质量的教学管理能够吸引更多企业参与人才培养过程,实现校企资源的共享和优化配置。企业通过参与教学质量管理,可以更加精准地把握人才培养方向,提高人才输出的质量,从而实现产业与教育的良性互动。

综上,产教融合对教学质量管理提出了新要求,加强教学质量管理能更好地推进校企合作,提高教学质量,提高学生就业竞争力,推动专业建设,提高学校声望,为高质量发展和人才培养做出贡献。

第二节 产教融合背景下教学质量管理的建设策略

产教融合是培养应用型人才的基本途径,其对教学质量管理提出了新的要求。在产教融合的背景下,传统的教学质量管理体系存在不足之处,教学质量管理策略需要根据产业需求进行调整和优化,因此,研究建立与产教融合相适应的教学质量管理体系,有助于推动校企深度合作、培养符合行业企业需求人才。以下是在产教融合背景下教学质量管理的建设策略。

一、建立完善的产教融合质量管理机构

成立专门的质量管理机构,将校内工作人员与企业工作人员有机结合,共同组成产教融合管理团队,形成集各部门、院系、合作办等为一体的管理系统,负责合作事宜、专业选择、教学内容设计、学生实践能力锻炼等工作,并设立合作办专门负责学校与企业的沟通交流,以促进产教融合的发展,确保合作的稳定性。

二、建立适合产教融合的教学质量管理与评价体系

在教学质量管理方面,要建立完善的教学管理规范和流程,确保教学质量的稳定提升,包括制定教学质量标准、完善教学计划、加强教学过程管理、优化教学资源配置等方面。传统的质量管理重视理论课程的监控管理而对实践环节监控管理缺乏力度,在产教融合型质量管理系统中尤其要重视针对实践教学的管理。在教学质量评价方面,要建立多元化的评价体系,包括学生评价、同行评价、企业评价等。学生评价主要关注学生对教学内容的满意度、教学方法的适应性以及教学效果的认可度;同行评价主要关注教师的教学水平、教学能力和教学成果;企业评价则主要关注毕业生在企业的表现,包括专业技能、综合素质等方面。

三、强化实践教学评价,制定实践课程质量评价标准

为实习实训课等实践环节制定质量评价标准,是保障实践教学质量的基础。明确实践教学内容,根据课程目标设计实践教学内容,可确保教学安排合理,教学环节与课程系统紧密结合。制定实践教学质量标准,设计多样化评价方式,通过笔试、口试操作考试、实习报告、现场操作、理论考试等多种形式,从学生的操作能力、安全技术操作、文明生产等方面进行评价,同时提升实践教学在整体评价中的比例,可确保学生能够完成高质量的实践任务。

四、强化质量监控，实行多维度监测与持续改进

构建覆盖教学运行、师资队伍、学生发展的质量监控体系，通过定期教学检查、学生评教、企业反馈等途径实现全流程跟踪。例如，建立产教融合信息管理平台，集成校企合作数据、社会服务成效，实现管理流程标准化与成效可视化。建立持续改进机制，针对问题制定改进措施，及时发现和解决问题，同时对毕业生就业情况和职业发展进行长期追踪，根据毕业生反馈调整人才培养方案，确保教育质量与市场需求相匹配。

五、加强教育与产业的融合，提高企业参与教学质量管理的积极性

提高企业参与教学质量管理的积极性是确保校企合作成功和教育教学质量提升的关键。可通过建立共赢机制，明确企业和学校在教学质量管理中的共同利益，如培养符合企业需求的人才、提高企业品牌影响力等；鼓励企业参与教学质量管理，对参与教学质量管理的企业给予荣誉表彰，提升其在行业内的地位；邀请企业专家参与课程设计、教学评估等环节，使企业感受到自己的参与是有价值的。提供定制化培训，根据企业的特定需求，提供定制化的培训课程，使企业看到教学质量的提升与自身发展的直接关联，鼓励企业提出培训需求，让企业感受到自己在教学质量管理中的主体地位。通过各种渠道宣传企业参与教学质量管理的重要性和成功案例，提高企业的认知度和积极性。

第三节　生物医药产业学院开展
教学质量管理的探索与实践

在生物医药产业快速发展的浪潮中，江苏海洋大学生物医药产业学院始终以培养应用型药学类专业人才为目标，构建以产业需求为导向的教学体系，致力于探索教学质量管理的创新路径，以适应产业发展的需求。学院在教学质量管理体系建设中进行了大量积极尝试，包括完善组织管理架构、

规范教学管理制度、开展常态化教学质量监控、实施闭环化持续改进,本节旨在分享我们在生物医药产业学院建设中的经验,为同类产业学院的教学质量管理提供参考。

一、完善组织管理架构

生物医药产业学院建立了高效、开放的组织决策体系和产教融合长效运行机制。按照"管委会领导下的院长负责制"架构起政校企多元化的管理体系(图3-1),设有管理委员会,成员来自高校、政府、合作企业,三方通过签订共建协议,约定各自的权利和义务。管委会是生物医药产业学院的最高领导机构,负责学院改革发展方向、人权、事权、财权重大事项决策,建设科学高效、保障有力的制度体系。管理委员会定期举行工作会议,研究讨论基地改革发展方向、专业规划、课程与教材建设、教学设计、案例开发、实习实践等人才培养环节,不断完善内部管理制度,为学院建设提供组织、政策保障。产业学院院长全面负责学院的组建及日常运营管理,学院下设药物研发中心、教育培训中心:药物研发中心负责生物医药关键技术研发和成果转化;教育培训中心负责医药专业人才培养,设"专业教学指导委员会"和"教育教学管理委员会"。专业教学指导委员会由医药行业协会专家、企业工程师、医药相关专业的学者、学院专业的骨干教师组成,其中企业人员不少于三分之一,负责制定专业发展规划和专业培养方案,并对学院的教育教学改革工作进行指导。教育教学管理委员会由学校教学督导、专业负责人、学院教学管理人员、企业专家共同组成,其中企业人员不少于三分之一,在连云港开发区经济开发区中华药港产业园设立办公室,执行学校层面教学质量监控工作。

生物医药产业学院遵循一切服务于产业的基本方针,从产业中来,到产业中去。面向新医科,采用"双院融合"的发展模式,实现在产学研深度融合、师资队伍建设等方面的示范性和引领性。学院实行校企共建、共管、共享机制,构建五个协同(培养目标协同、教师队伍协同、教学过程协同、教学资源协同、管理机制协同)的开放式办学格局,打造优势互补、合作共赢的校企融合人才培养模式。围绕产业学院的建设与发展,不断完善管理制度,如《江苏海洋大学产业学院教学指导工作委员会组成办法》《江苏海洋大学产业学院学生企业学习规范》等,内容涵盖人才培养体系、教育教学模式和运行管理机制。同时,学院通过共建产教融合型课程,打造应用型师资队伍,共享多种类型实践场所,持续更新各种先进仪器设备,营造真实的生产、研发环境。此外,基地支持校企产教深度融合,鼓励科学研究服务企业需求,从企业技术研发及产品开发过程中挖掘科研项目或实践课题,引导学生积极参与,提升学生实践动手能力,培养学生岗位适应能力和社会竞争能力。

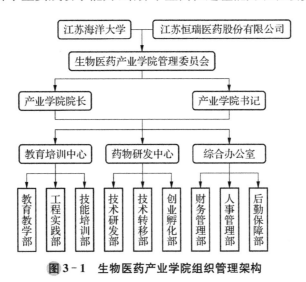

图 3-1　生物医药产业学院组织管理架构

二、规范教学管理制度

规范化的教学管理制度是保障教学质量的重要手段,学院高度重视教育教学管理工作,不断完善教学质量管理体系(图 3-2),针对课堂教学、实践教学、持续改进、师资保障等多方面制定了全方位的教学管理制度(图 3-3)。学院高度重视教学质量标准对评价和教学的导向作用,科学定位人才,根据培养方案、培养目标细化培养规格要求,分析质量生成过程,找出质量控制关键点,建设从理论到实践各个环节教学质量标准,建设能够保证人才培养质量、具有可操作性、可持续改进的质量体系,做到事事有章可循,事事有章必循。教务处与质量处实行"双线并行,相互促进"工作机制,实行管、教、评分离管理模式,形成教学质量长效管理机制。学院及时组织全体教师认真学习和讨论学校有关文件,积极组织实施各项教学工作并进行检查落实,加强对教师工作指导和督促,真正做到以教学为中心,为提高教学质量保驾护航。

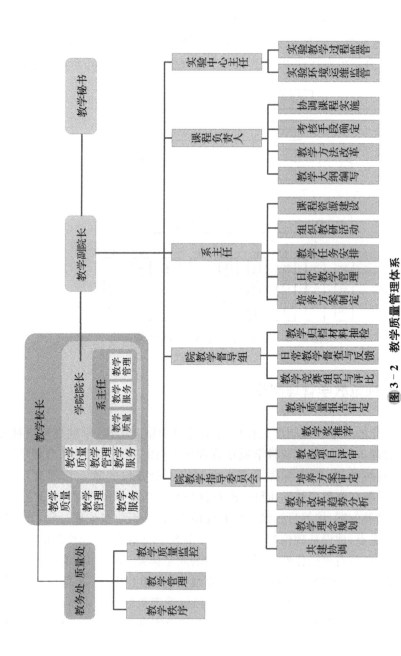

图 3 - 2 教学质量管理体系

课堂教学质量管理

1.《江苏海洋大学教学质量评估实施办法》
2.《江苏海洋大学本科课堂教学质量评价实施办法》
3.《江苏海洋大学本科教学检查实施办法》
4.《江苏海洋大学教学督导工作管理办法》
5.《江苏海洋大学在线教学督导办法(试行)》
6.《江苏海洋大学课堂教学学生满意度评价实施办法》
7.《江苏海洋大学学生教学信息员制度实施办法》
8.《江苏海洋大学听课制度的若干规定》
9.《江苏海洋大学教师评学实施办法》
10.《江苏海洋大学本科教学质量标准》
11.《药学院本科教学质量监控管理办法(试行)》
12.《药学院本科教学过程管理办法(试行)》
13.《药学院加强课堂考勤管理的规定》
14.《药学院教学大纲编写规范与管理办法(试行)》
15.《药学院培养方案修订实施办法(试行)》
16.《江苏海洋大学本科规划教材立项建设管理办法》
17.《江苏海洋大学本科教材选用管理办法》
18.《江苏海洋大学本科课程考核改革实施办法》
19.《江苏海洋大学本科课程考核改革实施办法(修订)》
20.《药学院关于推进课程思政建设的实施方案》

教学管理制度文件

实践教学质量管理

1.《江苏海洋大学本科生实习管理办法》
2.《江苏海洋大学本科生毕业实习与设计(论文)管理办法》
3.《江苏海洋大学本科生校外毕业实习与设计(论文)管理办法》
4.《江苏海洋大学本科生实践教学经费使用管理办法》
5.《江苏海洋大学本科校外实践教学安全管理规定》
6.《江苏海洋大学药学院实验室安全检查管理办法》
7.《江苏海洋大学药学院实验安全风险评估管理规定》
8.《江苏海洋大学药学院实验中心安全守则》
9.《药学院实验课、新增实验课开课审核及首次上岗指导实验的暂行规定》
10.《药学院实验中心本科生准入制度》
11.《药学院实验中心本科教学实验室借用制度》
12.《药学院实验中心实验室安全管理制度》
13.《药学院实验中心仪器借用制度》
14.《药学院实验室外来人员管理制度》
15.《江苏海洋大学本科生校外实习基地建设管理办法》

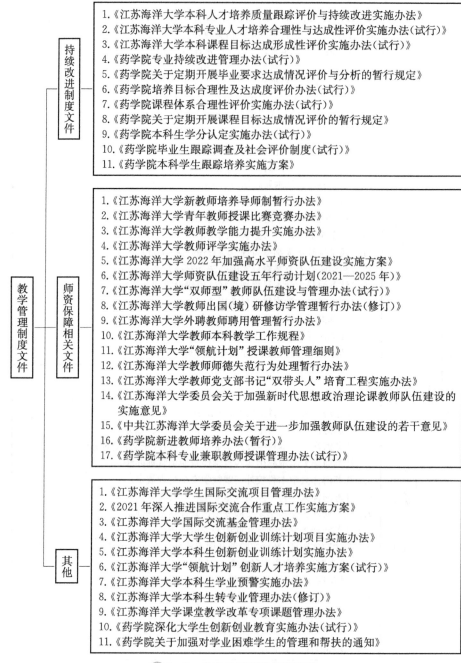

持续改进制度文件

1.《江苏海洋大学本科人才培养质量跟踪评价与持续改进实施办法》
2.《江苏海洋大学本科专业人才培养合理性与达成性评价实施办法(试行)》
3.《江苏海洋大学本科课程目标达成形成性评价实施办法(试行)》
4.《药学院专业持续改进管理办法(试行)》
5.《药学院关于定期开展毕业要求达成情况评价与分析的暂行规定》
6.《药学院培养目标合理性及达成度评价办法(试行)》
7.《药学院课程体系合理性评价实施办法(试行)》
8.《药学院关于定期开展课程目标达成情况评价的暂行规定》
9.《药学院本科生学分认定实施办法(试行)》
10.《药学院毕业生跟踪调查及社会评价制度(试行)》
11.《药学院本科学生跟踪培养实施方案》

师资保障相关文件

1.《江苏海洋大学新教师培养导师制暂行办法》
2.《江苏海洋大学青年教师授课比赛竞赛办法》
3.《江苏海洋大学教师教学能力提升实施办法》
4.《江苏海洋大学教师评学实施办法》
5.《江苏海洋大学2022年加强高水平师资队伍建设实施方案》
6.《江苏海洋大学师资队伍建设五年行动计划(2021—2025年)》
7.《江苏海洋大学"双师型"教师队伍建设与管理办法(试行)》
8.《江苏海洋大学教师出国(境)研修访学管理暂行办法(修订)》
9.《江苏海洋大学外聘教师聘用管理暂行办法》
10.《江苏海洋大学教师本科教学工作规程》
11.《江苏海洋大学"领航计划"授课教师管理细则》
12.《江苏海洋大学教师师德失范行为处理暂行办法》
13.《江苏海洋大学教师党支部书记"双带头人"培育工程实施办法》
14.《江苏海洋大学委员会关于加强新时代思想政治理论课教师队伍建设的实施意见》
15.《中共江苏海洋大学委员会关于进一步加强教师队伍建设的若干意见》
16.《药学院新进教师培养办法(暂行)》
17.《药学院本科专业兼职教师授课管理办法(试行)》

其他

1.《江苏海洋大学学生国际交流项目管理办法》
2.《2021年深入推进国际交流合作重点工作实施方案》
3.《江苏海洋大学国际交流基金管理办法》
4.《江苏海洋大学大学生创新创业训练计划项目实施办法》
5.《江苏海洋大学本科生创新创业训练计划实施办法》
6.《江苏海洋大学"领航计划"创新人才培养实施方案(试行)》
7.《江苏海洋大学本科生学业预警实施办法》
8.《江苏海洋大学本科生转专业管理办法(修订)》
9.《江苏海洋大学课堂教学改革专项课题管理办法》
10.《药学院深化大学生创新创业教育实施办法(试行)》
11.《药学院关于加强对学业困难学生的管理和帮扶的通知》

教学管理制度文件

图3-3 全方位的教学管理制度

三、常态化教学质量监控

教学质量监控就是学校和用人单位根据人才培养目标，对照教学质量标准，针对问题纠偏改错，从而保障各教学环节实施质量，不断提高教学水平，它是持续改进的重要基础。只有建立了科学的监控机制，对专业教学实行全方位、全过程的质量监控，才能精准识别教学过程中存在的问题，进而提出有针对性的改进措施。生物医药产业学院建立了产出导向的"校—院—系"三级闭环教学过程质量监控体系(图3-4)，在教学过程的各环节均有明确的质量要求。

学校层面上，教务处和教学质量管理处主要为教学质量监控提供政策保障、制度依据、过程规范，督促、指导教学管理与教学改革方案的实施，定期抽查日常教学活动，汇总教学信息、反馈信息，定期组织评估。学院层面上，分管教学的副院长、教科研办、学工办、专业评建工作组以及学院院督导组负责指导教学管理与教学改革方案的实施，指导专业培养方案、教学计划的制订以及专业建设、课程建设，督促日常教学任务的完成与规范，搜集分析教师、学生对教学管理工作的意见和建议。系层面上，系主任和专业负责人从专业教学的角度负责制订、改进课程体系，调整教学内容、师资、教材等方面的工作，及时掌握日常的教学进度、教学计划的实际执行、学生的反馈等方面的情况，并加以监督、调控。

教学质量监控的核心是基于产出导向的课程质量评价，着力于评价教学方法、考核方式、学习内容、学习效果是否与课程所支撑的毕业要求相匹配，并注意强化教师评学和学生评教。发挥院系在质量管控中的主体作用，制定质量标准→运行保障→质量管控→及时反馈→跟踪整改机制。教师加强对教学过程的管理，对学生上课情况、学习内容、学习效果进行评价，根据评价结果持续改进教学。同时，组织学生评教，要求学生对授课教师的教学准备、教学过程、学生收获进行全面评价，质量处及时统计、分析评价结果，及时向教学单位及教师本人反馈，进一步促进教学工作的改进。此外，可开展随机检查，质量处依据教学督导听课反馈信息和学生评教信息，组织专家对相关教学单位或任课教师进行随机检查，对于出现的问题及时发现，形成以问题为导向、以学生发展为中心的监测控制。

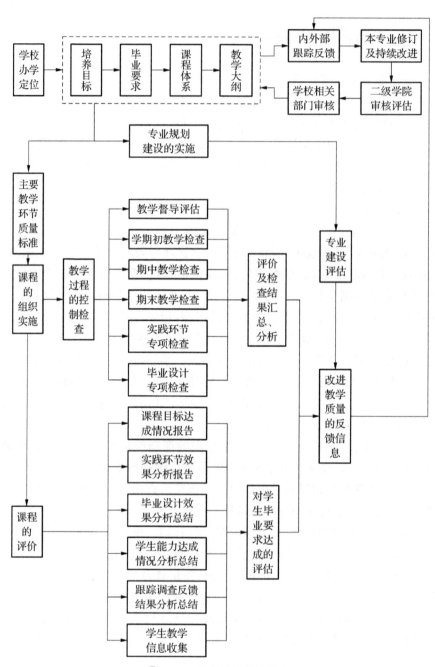

图 3-4　教学质量监控体系

四、闭环化持续改进

生物医药产业学院建立了基于"评价、反馈、改进"的闭环持续改进机制,对责任机构和责任人,评价结果的收集、分析、反馈渠道,改进效果的跟踪措施等方面进行了规定,运行流程机制见图3-5。

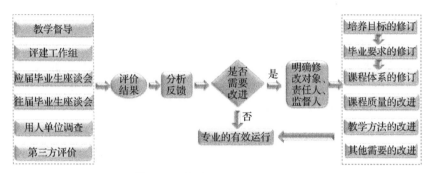

图3-5　持续改进机制运行流程

(一) 持续改进机制责任机构和责任人

学院专业评建工作组是本专业持续改进机制的责任机构。教学副院长、专业负责人和系主任是培养目标、毕业要求以及课程体系合理性的持续改进责任人;全体授课教师为课程目标的持续改进责任人。

(二) 用于持续改进的评价结果的收集、分析、反馈渠道

1. 培养目标达成情况

学院专业评建工作组召开培养目标合理性评价工作会议,确定工作内容、负责人、执行时间和要求;进行在校生、教师、毕业生、用人单位对各培养目标的合理性调研;对培养目标达成情况及合理性评价形成初步意见并提交学院教学委员会进行审核,审核通过后的评价结果反馈至学院专业评建工作组留存,同时也反馈给课程组及全体授课教师。

2. 毕业要求达成情况

毕业要求持续改进的依据主要来源于毕业要求达成情况的分析结果。由药学院专业评建工作组每年搜集相关信息,经过整理和分析后提交到院

教学委员会审核,审核通过后反馈给药学院专业评建工作组留存,同时也反馈给课程组及全体授课教师,作为持续改进的重要依据。

3. 课程体系合理性

课程体系持续改进的依据主要来源于课程体系合理性评价结果。由学院专业评建工作组负责搜集此方面的信息,经过整理和分析后提交到院教学委员会审核,审核通过后反馈给学院专业评建工作组留存,同时也反馈给系主任、专业负责人,作为持续改进的重要依据。

4. 课程目标达成情况

课程目标持续改进的依据主要来源于各课程负责人的《课程目标达成情况报告》。由课程组及全体授课教师每年搜集相关信息,经过整理、分析,撰写报告后提交给教学委员会、系主任和教学副院长审核,审核通过后反馈给药学院专业评建工作组留存,同时也反馈给课程组及全体授课教师,作为持续改进的重要依据。

(三) 改进效果跟踪措施

培养目标、毕业要求、课程目标和课程体系的持续改进工作周期为4年。每次培养方案的制订或修订前需要参考前期搜集及反馈的培养目标、毕业要求、课程目标、课程体系的评价结果材料和反馈信息。对于改进后的培养方案需组织相关专家、教师等进行再评价,并在新的培养方案实施后不定期进行跟踪评价。每个学期结束后进行课程达成情况评价,每年进行一次毕业达成情况评价,每四年进行一次培养目标和课程体系的评价。

生物医药产业学院结合自身实际,在学校指导性文件的基础上出台系列规范性文件,通过校—院—系三级教学管理和监督体系,构建了一套包括课程体系合理性、课程目标达成情况和毕业要求达成情况的教学全过程质量监控和评价机制。学院以人才培养方案为依据,明确各主要教学环节的质量要求,确保各个环节的教学质量达到毕业要求;结合教学各环节质量要求定期开展课程体系和课程质量评价,形成持续改进的循环机制;通过完善组织架构,优化运行体系,强化制度保障,建立了毕业要求达成情况评价机制,通过专业评建工作组,定期开展毕业要求达成情况评价。综合分析上述反馈信息和评价结果,将其应用于专业持续改进,为进一步完善人才培养体系、培养具备国际竞争力的药学专业人才打下坚实基础。

第四章

产教融合型药学人才培养的课程建设研究

第一节　产教融合背景下的应用型课程建设

　　课程是人才培养的桥梁和基石,应用型课程建设更是应用型人才培养的根基。这类课程的核心目标在于培养学生的实际应用能力,强调与产业实践紧密结合,通过深化校企合作、推动产学研一体化,培养能够满足产业发展需求的复合型人才。产教融合背景下应用型课程实现了人才培养的双赢模式:一方面,企业通过联合培养可吸引符合实际生产需求、具备实战经验、能迅速融入岗位的应用型人才,从而优化人力资源配置,助力企业高质量发展;另一方面,高校能够精准对接企业对应用型人才的具体需求,对学生进行针对性的知识与技能培训,让学生深入理解企业生产流程和行业发展趋势,提高职业能力与素养,有效提升就业品质。在产教融合的大背景下,应用型课程的改革应加快课程改革步伐,加速课程内容更新,优化教学结构,提升教育质量,培育出更多适应社会和产业发展的高素质应用型人才。

一、产教融合的有效推进需要高质量应用型课程支撑

　　产教融合的深入发展离不开高质量应用型课程的支持。随着产业的持续发展和转型升级,人才需求在数量、类型和技能方面也在不断变化。产教融合的核心目标之一就是提高院校人才培养与企业需求之间的契合度。在此过程中,应用型课程改革成为推进产教融合的关键环节。应用型本科高校通过产教融合,以服务区域重点产业和企业为导向,构建适应产业需求变化的课程体系,致力于培养应用型人才。这种融合能有效促进教育链与产

业链的有机衔接,实现教育与产业的同频共振。

产教融合和应用型课程的共同发展是一个不断探索的过程。产教融合模式为应用型课程建设提供了丰富的实践基础和教学资源,为学校优化专业课程体系提供了依据,使学校能够有针对性地进行课程重构,提高人才培养与市场需求的匹配度。同时,应用型课程的设计和实施也依赖于产教融合,通过校企合作和产学研一体化,将企业实际需求融入课程内容,可培养学生适应实际工作的能力,为企业输送高质量人才。

无论是应用型课程建设需要产教融合模式,还是产教融合的发展需要及时更新的专业课程体系,提升应用型人才培养质量始终是首要前提。这意味着需要在产业和教育之间建立更紧密的联系,将产业实践需求融入课程设计,培养符合市场需求的高素质人才。反过来,应用型课程的不断完善也将推动产教融合的进一步发展,从而形成良性循环,为高等教育和产业发展注入新的活力。

二、产教融合应用型课程建设目标

应用型课程建设是地方本科院校专业培养转型的深层次实践,需要遵循应用型人才培养教育教学基本规律,根据人才培养目标定位和社会经济发展对人才的需求适时进行动态调整,始终围绕和突出应用型人才培养目标。目前,一些应用型高校存在培养"应用型人才"定位与人才培养实践相背离的问题,专业课程设置并未很好地对接区域经济发展对应用型人才的实际需求,专业培养趋于同质化现象不容忽视。

应用型课程建设目标可以分为三个层面:知识目标、能力目标和素质目标。知识目标是应用型课程建设的重要方面之一,可以表述为掌握与实际工作和社会需求相关的专业知识,具备跨学科的理论基础和技能,了解跨学科的专业方向领域发展趋势及前沿知识,了解行业前沿的理论和技术。在知识层面上,需要将实践应用新成果、社会需求新变化融入课程教学内容,融合行业企业产业前沿技术、产品研发经验与成果,最大程度地适应经济社会发展、产业升级和技术进步的需要,且每年要有一定比例的内容更新。能力目标是应用型课程建设的关键内容,包括在掌握相关专业知识的前提下,培养学生问题分析、设计或开发解决方案、使用现代工具、项目管理等能力。素质目标也是应用型课程建设的重要目标之一,随着社会的发展,人才的需求不再仅仅局限于专业技能,课程建设还需要注重培养学生的应用与可持续发展、伦理和职业规范、个人和团队意识、终身学习等素养,培养学生的创新精神、批判性思维、跨文化交流能力等综合素质,使他们具备全面发展的潜力和竞争力。

三、产教融合应用型课程建设内容

(一) 课程体系架构

在应用型人才培养过程中,企业和学校并不是独立存在的,而是有机的整体。学校侧重提升学生基础知识体系和科学素养,企业侧重提升学生实践能力。通过知网文献查阅,国内目前常采用的产教融合型课程体系多基于模块化或项目化的课程体系构建(图4-1),打破传统教学的线性模式,以校企深度合作为基础,以企业真实案例作为基本素材,将理论和实践结合,通过"理论实践一体化"教学模式和模块化教学方法构建"需求为导向、工学结合、产教融合"的项目化课程体系。通过课程开发、课程实施等方式让学生主动参与到职业岗位中,实现教学与实际生产密切结合。构建专业项目化课程体系应遵循以下基本逻辑:一是从岗位出发设定专业任务或项目,二是以学生能力培养为中心构建课程结构。通过分析产业链得到岗位群,在课程思政的指导方针下,对岗位群中典型工作过程和任务进行提炼,从而得到若干个综合项目,集中放在项目库中。项目库中的项目,根据目标主题的不同放入不同的模块中,用以支撑该模块下理论部分的应用与深入。包含相同主题的内容,可分为两大部分,即理论环节和实践环节。不同专业指导老师根据专业学习目标,指定必修模块和选修模块,必修模块是满足本专业学习的最低要求,选修模块主要包括有利于综合应用的内容或感兴趣的方向,学生根据自己的学习需求,可以自由组合。该课程体系以学生为中心,实现了知识与能力的高度整合,培养了学生的综合素质和专业技能,并使其在实践中不断提升自我职业能力素养。

(二) 课程资源和平台建设

课程资源涵盖范围广泛,可以包括传统的教材资源、互联网时代的网络资源(如微课、视频教程),以及校企联合制定的培训讲义、任务清单和任务

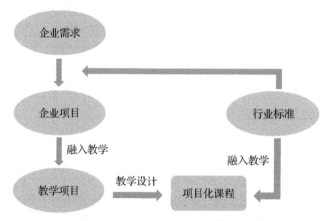

图 4-1　基于项目化的课程体系构建

要求等。除了教材资源,实践资源为理论资源提供了支撑,也是不可或缺的。实践资源可以是已有的资源,也可以是引进的资源,甚至可以采用新型的共享模式。根据资源的载体不同,将资源分为线上资源和线下资源,线上资源包括开放资源和付费资源。开放资源由于种类繁多,包括文字、图片、视频等,需要按照课程体系的模块进行分类整合,提高资源的利用率,同时要定期抽检开放资源的质量,保证资源的时效性和准确性,对不符合要求的资源,要及时更新。付费资源则采用共享账号的方式,建立共享机制,确保资源的利用效率。线下资源侧重实践内容,发挥企业和学校各自在线下的优势,共享已有的资源,建设具有协同目标的实践基地。

　　课程平台对应于课程资源,也可分为线上和线下两部分。线上建设需要整合网络资源,以已有的网络平台为载体,搭建内容学习的平台。这意味着需要整合和开发在线教学资源,包括教学视频、在线作业、电子教材等,利用现有的网络平台或者自建网络平台,为学生提供便捷高效的学习环境。线下部分则以产教融合实践基地为载体,校企各方运用资本、技术、管理等要素,共享实践基地、实训师资、实践项目等。这样的实践基地可以为学生提供真实的工作场景和实践机会,促进他们的专业技能和实际应用能力的提高。课程建设平台需要按照课程建设内容及实施过程分类,不同平台侧重的阶段和建设的方式根据类型的不同而不同。线上平台侧重内容,侧重资源整合、资源建设,线下平台侧重课程具体实施过程。创新平台用于对接研发性的课题等,模式可以多变,形式也可以适时调整。学校、行业和企业应建立起一个可持续的合作网络,共同参与平台的建设和运营,积极投入资本、技术和管理资源,共同打造一个完善的教学体系。这样的合作网络不仅可以为学生提供更广阔的实习和就业机会,也可以促进产学研的深度融合,推动科研成果的转化和产业升级。

(三)课程内容改革

应用型课程建设的核心是课程内容的改革,应用型课程建设必然涉及对原有课程内容的改革。根据专业设置与产业需求对接、课程内容与职业标准对接、教学过程与工作过程对接的要求,高校与企业共同研制和完善该课程的教学标准,使教学紧跟市场需求。产教融合过程可以将社会、行业需求转化为具体的教学内容,授课应根据市场变化不断更新课程内容,相关教学内容和实训设计应及时调整更新,确保教学内容与生产实践高度吻合,让学生掌握的技能与工作岗位的要求不脱节。此外,课程内容应充分整合校内外的资源,以产业实践为基础,打造一体化的教学模式,包括传统教材资源、互联网时代的网络资源,以及校企联合制作的培训讲义、任务清单和任务要求等。课程内容还应包括实践资源的支撑,以实践资源为理论资源提供支持,使之更加符合市场需求和行业标准。

(四)课程团队建设

应用型课程建设的关键是"双师型"师资团队的打造,需要组建一支知识技能结构、职称结构、专兼职教师结构合理的"双师型"教学团队。第一,在专业知识结构上,团队应具有核心专业知识纵向的深度和相关专业知识横向上的广度;第二,团队成员应脚踏实地、热爱教学,具备先进教育理念和娴熟教学技能;第三,团队成员应熟悉行业发展动态和前沿,专业技术熟练,满足指导学生实践的需要。优秀的教学团队对于应用型课程建设的关键意义在于:首先,在应用型课程教学团队中,"双师型"教师可实现较高占比,教师在知识、技能、行业背景、技术职称等方面的综合优势,使其能够更为轻车熟路、游刃有余地进行应用型课程教学;其次,团队成员责任划分明确,整体协作性较强,这为开展应用型课程建设提供了组织保证;最后,遵循团队运作惯例,团队成员之间进行有效的信息沟通,及时分享在课程建设各阶段的工作信息,进行思维碰撞,使得无论是在课程内容与职业标准对接,还是教学实施方面都能做到持续改进,从而以更高的水平完成应用型课程建设。

（五）实践教学条件建设

实践教学是行业学院应用型课程建设的重要环节,不仅是深入理解巩固基础理论知识的有效路径,而且是培养高质量应用型人才的应有之义。应用型课程的建设与传统意义上的学科型课程建设不同,需要反映完整的专业人才培养过程,系统性地完善实践教学条件。专业实践条件通常涵盖校内实践资源和校外实践资源两个领域。进行应用型课程建设,一方面应根据专业建设规划完善校内实践教学设施,使其能更好地满足实践教学要求,并能开发出有效培养学生实践能力和创新能力的实验实训项目;另一方面,积极与行业企业开展专业合作培养,充分利用校外实践教学资源,开发巩固长期稳定的校外实践教学基地,为学生提供真实的工作或作业环境,满足学生了解行业企业运营生产实际、体验岗位作业的需求,切实发挥课程实践对应用型课程建设的助力作用。

第二节　产教融合应用型课程的教学方法研究

教学方法是教学过程中各种教授方法和学习方法的总体。教学方法和手段创新是教学改革和创新的重要内容,是实现专业培养目标、培养创新人才的重要途径。在教学实施过程中需要重视教学方法研究,积极开展教学研究与教学改革工作,定期或不定期地组织教学研究活动,以现代化教育思想为指导,根据学生特点,因材施教,使教学的深度、广度、进度适合学生的认知水平和接受能力;需要改革传统的灌输式教学模式,充分调动学生学习的积极性,根据教师和学生的特点,在传统的课堂教学基础上,适当引入互动教学模式、案例教学,增加师生互动,提高学生参与度,增强学生学习的主动性;需要打破原有模式,可以适当缩短在校学习时间,将更多的时间放入学生的实践环节中,更有利于培养应用型人才,同时不断加强基层教学组织建设,组建教学团队,贯彻执行导师制,"以老带新"培养新教师。

一、产教融合应用型课程教学方法改革面临的问题

随着我国制造业对新质生产力的需求不断扩大,短期培训即可上岗的

劳动密集型产业工人将逐步向拥有扎实的理论和实践知识积淀的应用型人才转变,这对高校人才培养的结构、质量和水平提出了更高的要求。在此背景下,传统的教学方法需要进行改革以适应学生的技能学习需求,从而提高人才的培养质量和效率。目前,应用型课程的教学方法改革面临一些挑战,下文以药学类课程为例展开分析。

(一)教学模式创新难度大,教学理念更新不充分

药学专业产教融合课程的教学应该注重学生的实践应用能力培养,以满足学生个体成长和药学行业的发展需求,但传统的理论授课模式在满足这些需求方面存在一定局限,需要不断创新教学方法。目前,一些院校教学过程主要以理论教育为主,对学生实践能力和行业适应能力的培养关注不足。虽然部分教师尝试采用新型教学方法,但这些尝试大多停留在形式上的变化,未能充分发挥新方法的潜力。在当前教育改革体系中,应用多种新型教学方法的目标都是要实现学生主体地位的转变,摆脱传统的"教"与"学"模式,让学生能够主动关注学习内容,并以自主学习或小组学习的形式完成教学内容的分解和内化。对于教师来说,需要积极转变教学主体的角色,在教学过程中给予学生足够的空间,不过多地干预学生的学习过程,给予学生学习主体地位,充分发挥新型教学方法的应用效果。

(二)教学资源供给不足,师资力量有待加强

在药学专业领域,在新药制备的技术和工艺不断革新的背景下,需要以最新的教学资源为支撑,确保教学内容能够与药学产业发展保持同步。当前的教学活动开展中,产教融合课程教学资源仅限于教材和教师所制作的电子资源,以及部分学生能够在网络上采集到的资源,学生所能利用的产教融合资源不足。分析其原因,一方面是部分教师缺乏产教融合资源采集渠道和整合能力,与药学企业的对接不够深入,无法深入药物研发现场采集图片和视频资源;另一方面,多数药企需要做好药物研发方面的保护,要对资源进行保密,导致教学资源较为匮乏,无法满足药学教学应用的基本要求。此外,药学类产教融合课程对实践环节的需求较高,但实践资源有限,学校与行业合作中,可能存在实验室设备不全、药品供应不足等问题,导致学生无法充分接触到真实的药物制备和分析等过程。

由于药学行业的特殊性,产教融合课程的有效开展需要具备实践经验

和专业知识的师资力量。在药学课程教学体系中,新型教学方法的应用需要教师具备良好的综合素养,能够在各个教学环节为学生提供应有的指导。当前,就校内师资而言,大部分高校药学专业教师是直接从高校毕业后进入教育行业,缺乏药学实践方面的经验,对药物研发前沿理论、药物研发创新方面的了解不够深入,由此对授课效果造成一定影响。就企业师资队伍而言,虽然行业专家和企业人员实践经验丰富,专业素质过硬,但他们的兼职教学也面临时间安排和资源分配等问题,且他们普遍没有接受过教学能力的相关培训,而高校内的各种提升教学能力的培训,由于教学时间安排、课程对象设置等原因,也不能很好地适用于企业兼职教师。双师型教师的缺乏在一定程度上制约了校企合作课程的实施开展。

(三)评价体系改革不够完善,无法支撑多样化教学方法

在高校教育中,评价体系是对教学方法实施、教学质量评价等方面进行评估的重要工具。然而,目前的评价体系在一些方面存在不足之处。首先,评价指标过于注重学生的学习成绩,忽视了学生的综合素质和能力培养。传统的评价体系主要依靠考试成绩来评判学生的学习情况,这种单一的评价方式容易导致教育过程的功利化,忽略了学生的创新能力、实践能力和团队合作能力等重要素质的培养。其次,评价体系缺乏全面客观的评价标准和指标。现有的评价指标往往过于主观,无法客观地评估教师的教学质量和学生的学习情况。同时,评价体系也缺乏对实践能力和创新能力等综合素质的评估标准,难以准确衡量学生的综合能力和学习效果。此外,评价体系改革缺乏有效的反馈机制和应用环节。评价的目的应该是为了提供有针对性的反馈和指导,帮助学生和教师改进和提升。然而,现有评价体系往往只停留在评估的层面,缺乏对评价结果的及时反馈和应用,导致评价结果无法真正对教学实践产生积极的影响。新型教学方法的应用,必然要求在学生评价体系方面进行对应的改革,以实现对学生学习过程的整体评价,更有针对性地把握教学过程中的问题,灵活调整教学方法,提高教学成效。但教学评价体系改革要受制于学校整体的要求,教师在推进改革时需要做好全面规划与协调。应该注重学生综合素质和能力的培养,建立全面客观的评价标准和指标体系,同时加强评价结果的反馈和应用环节,以促进教育质量的提升和学生能力的全面发展。

二、产教融合应用型课程教学方法的改革探索

传统教学法主要是以教师为主导，学生被动接受知识，侧重理论知识教学，而对实践能力培养相对不足。在产教融合背景下，要改变教学过程中传统、单一教学方法，积极开展产教融合课堂教学方法改革，优化教学设计，提升课堂教学与行业企业生产实际的主动对接、全面对接，推动实施产教深度融合一体化教学，为培养高素质应用型人才奠定扎实基础。很多高校开启了校企合作课程教学方法改革的多方面探索，通过文献搜索、资料调研，整理出以下几种适用于产教融合应用型课程的教学方法。

（一）扎实开展案例教学

案例教学法起源于美国，是教师依据不同的教学内容合理穿插案例，让同学通过小组合作学习方式开展分析案例，通过分析和讨论案例来促进学生学习和理解的教学方法。应用案例教学法对校企合作课程具有重要意义，可通过将企业真实案例引入课堂，使学生能够将理论知识与实际应用相结合，提高学习的实用性和针对性，帮助学生了解企业的实际需求和挑战，提高其就业竞争力。要成功开展案例教学，首先需要建立和完善产教融合案例库，在产教融合背景下，引导专业教师关注行业企业发展，将生产过程贯穿于教学过程，将企业生产真实案例、典型案例、重点案例纳入课堂教学，建设产教融合教学改革案例库，构建一批产教深度融合教学改革优秀案例。在实施案例教学法时，可以采用线上线下相结合、小组合作学习、项目驱动等多元化教学方式，激发学生学习兴趣，提高教学效果，通过引导学生分析案例、讨论问题、提出解决方案，培养学生的实践能力和创新能力。随着产教融合的深入发展，案例教学法将在高等教育教学改革中发挥越来越重要的作用，为我国经济社会发展提供有力的人才支持。

（二）全面推进项目教学

产教融合课程的整个教学过程应贴合现实工作情况，尽可能地还原工作场景，从教学中使学生提高真实的工作能力。项目驱动式教学是一种以项目为主线的教学模式，打破了传统教学的封闭式学习模式，通过让学生参与真实或模拟的项目来促进学习，在教学过程中体现"教师引导学生，学生

为主"的教学特点。此种教学方法可以将工作实践与理论知识相结合,能够促进学生主动学习,强调学生在实际问题中的能力和解决问题的方法,在产教融合理念导向实现方面具有很大优势。项目驱动教学法的实施需要企业与高校的紧密合作。学校与企业共同设计和开发项目,关注企业生产实际,围绕企业发展急需解决的重点问题,结合课堂教学实际,设计系列教学项目,确保项目与实际生产、研究相结合,提高项目的实用性和针对性。学校应组建一支具有丰富实践经验和理论知识的教师团队,引导学生进行项目研究,企业应提供项目所需的资源和技术支持,为学生创造良好的实践环境。在项目实施过程中,学生将面临各种实际问题和挑战,需要运用所学知识进行分析和解决,这个过程将促使学生主动探索、学习和成长。项目驱动教学法强调团队合作,学生需要学会与他人沟通、协作和分工,培养团队精神和协作能力,在项目完成后,学校和企业应对学生的项目成果进行评估和反馈,帮助学生总结经验、提高能力,项目教学法已成为当前教学方法应用的重要形式。

(三)广泛开展现场教学

现场教学法是一种把生产实物、生产事实作为教学内容,将学生带入真实工作环境,进行实地观察、体验和操作的教学方式。在现场教学过程中,学生可以直接观察和体验真实的工作场景和业务流程,可以与企业员工进行交流和互动,了解企业的文化、运营模式和行业动态,拓宽视野,提高职业素养。为了确保现场教学的有效性,学校应选择与专业相关的企业进行合作,确保现场教学的内容与学生的专业知识和技能培养相结合。学校和企业可共同制定教学计划和大纲,明确教学目标和内容,带领学生走进生产实践现场,通过观看操作、听取介绍、讨论交流等,直接、全面、深刻地开展教学活动。在现场教学前,学校应为学生提供必要的理论知识和技能培训,确保学生能够充分理解和参与实践;企业应提供适当的现场教学环境和资源,如工作场所、设备、技术人员等,为学生创造良好的实践条件。在现场教学过程中,学校和企业应共同监督和指导学生,确保教学质量和安全。现场教学法能使学生在真实工作环境中锻炼自己的综合能力,为未来的职业生涯打下坚实基础。

(四)合理构建情景化教学

情景模拟教学法是一种基于真实或虚构情境的教学方法,通过模拟真实的场景,将学生置于具体的情境中,让学生们在模拟过程中实践和运用所学知识,培养实际操作能力和解决问题能力。这种教学方式强调将抽象的理论知识与具体的实践情境相结合,使学生能够在类似于现实世界的环境中应用所学知识,从而提高学习的相关性和实用性。实际应用过程中,情景化教学常常运用虚拟仿真技术。虚拟仿真为教学提供了高度还原现实的情景,可以创造出传统实验室或工作场所难以提供的极端或高风险的情景,比如模拟复杂的工业过程、医疗操作、建筑设计等实际工作环境,让学生在安全、可控的虚拟情境中进行实践操作和技能训练。在产教融合的背景下,情景化教学与虚拟仿真结合的应用使得校企合作更加深入。企业可以将自己的生产流程、产品设计等虚拟化,借助现代教育技术手段,构建企业生产真实情景,供学校用于教学,不仅为学生提供了实践经验,推动学生在真实环境中应用知识、技术和技能,培养学生的综合职业能力,还帮助企业培养了潜在的员工。随着技术的不断进步,这种教学方法将在未来的教育体系中扮演越来越重要的角色。

(五) 深化问题导向教学

问题导向教学法(Problem-Based Learning,简称 PBL),是一种以问题为核心的教学模式,它鼓励学生通过探索和解决实际问题来学习知识和技能。在校企合作课程中,问题导向教学法通过将企业的真实问题引入课堂,从而引导学生应用所学知识解决实际问题。在问题导向教学中,教师不再是传授知识的权威,而是引导学生自主学习和探究的导师。教师应该提供问题的引导和指导,并组织学生进行合作讨论和交流,激发他们的思维和创造力。同时,教师还可以利用信息技术手段,为学生提供相关的案例和资源,扩展学生的知识面和视野。要成功开展问题导向教学法,首先需要构建问题,教师或企业导师根据课程目标和实际工作环境,设计一个涵盖课程核心知识点、复杂、真实的问题情境,激发学生的兴趣。在课堂上,教师将问题情境呈现给学生,明确他们需要达成的学习目标。学生可以以小组形式工作,搜集信息、阅读文献、进行实验或调查等,共同分析和讨论问题,共同制定解决方案。通过小组讨论和综合分析,形成对问题的解决方案,并向教师和同伴展示他们的解决方案,包括他们的分析过程、所采取的策略和最终的建议。PBL 强调学生的主动学习和参与,在解决真实或模拟的问题过程中,不仅培养了学生解决实际问题的能力,也锻炼了学生的团队合作、批判性思维、沟通能力等。

产教融合背景下,课程教学改革面临多方面问题,同时也为教学方法应用提供了多元的支撑条件。因此,在人才培养体系中,教师要遵从人才培养导向转变的基本要求,对教学方法进行整体优化,提高教学成效,为培养高素质应用型人才起到强有力的推动作用。

第三节　药学类产教融合应用型
课程体系构建的探索与实践

一、药学类产教融合应用型课程建设面临的问题

目前很多高校都已开设了药学类产教融合课程,并且形式多样,包括:(1)充分利用企业资源搭建药学专业课程实验教学的实施平台;(2)改革药学专业的化学类课程的实验教学,邀请企业相关人员根据药学工作岗位设置实训项目和实验课程,设计开放性实验;(3)通过校企合作,共同完善实习实训教学基地建设,开放企业生产场地承担学生实习、实训教学,企业培训内容对接校内课程。尽管很多高校已在稳步推进上述课程改革,但由于药学专业的理论研究和医药企业的生产实践之间存在不小的距离,产教融合深度展开困难较大,现有课程的教学效果仍有待提高,实现产教有效结合仍存在现实困难。

(一) 校企之间缺乏稳定合作机制,双方协作存在困难

稳定的人才培养体系是保障教学效果的制度基础。校企双方缺乏稳定的校企合作培养机制,其主要原因是高校和企业有不同的侧重点:企业注重经济效益,而高校以人才培养为核心任务。在目前的校企合作模式下,打造一门校企合作课程,从人才培养方案修订、课程体系构建到教学大纲编写,均需占用双方一定的人力和物力,且对企业职工和高校教师的配合度提出较高要求,再加上企业对人才培养的投入在短期内无法获得收益,很多企业缺乏参与校企合作的积极性。如此一来,课程的开发任务就高度依赖高校一方,建立实践教学基地、开展实习实践类课程等高度依赖企业一方,部分

校企合作甚至只是临时性的,双方缺乏长期合作的有效载体和保障机制。

(二) 教师技能培训不足,师资队伍建设亟待提升

师资力量是教学质量的决定性因素,校企合作课程更是对师资水平提出了更高的要求。授课教师既要有扎实的理论知识,又要熟悉企业的生产实践,这对校内全职教师和企业兼职教师而言都是一个较大的挑战。就校内师资队伍而言,承担课程开发、建设任务的主要是青年教师,他们虽然具备扎实的理论知识,但大多是"从学校走进学校",缺乏校企合作课程所需要的实践经历。这一"不足"虽可通过在企业接受相关培训获得一定改善,但通过短期进修还是难以真正掌握企业生产的核心技能,因此,双师型教师的缺乏在一定程度上制约了校企合作课程建设的进度和质量。就企业师资队伍而言,其构成力量均为一线高水平技术人员,实践经验丰富,专业素质过硬,但普遍没有接受过教学能力的相关培训。而高校内的各种提升教学能力的培训,由于时间安排等原因,也不能很好地适用于企业兼职教师。此外,企业兼职教师在实际教学过程中也较少自主地提升自身的教学能力,这就导致了教学水平的停滞不前。

(三) 课程资源建设有限,授课难达预期目标

课程资源建设是开展教学活动的重要基础。随着校企合作课程的逐步深化,课程资源建设的重要性日益显现,但目前校企合作课程的资源仍存在较大问题。首先,在教材编制方面,专门的教材资源相对不足。现有的校企合作课程大多仍依赖于传统的本科理论教材,这些教材的内容虽然具备一定的基础性,但在时效性、前沿性和针对性上仍存在改进空间,难以全面满足企业的实际需求和行业的最新发展动态。其次,线上课程资源的建设有待进一步加强,随着信息化时代的到来,线上教学资源的需求日益增多,但目前的校企合作课程仍主要依赖于传统的纸质教材和线下授课模式,线上课程资源的相对匮乏,使得教学手段难以完全适应信息化时代的需求。最后,目前校企合作课程还是以实习、实训等形式居多,如共建实验教学平台、实习实训基地等,但大多依托校内资源共建的实训基地,仅能实现对企业环境的实验室模拟,学生无法对企业文化、企业管理制度等形成具象认识。结果就是,这种缺乏灵活性的共建形式使得学校教育难以根据行业变化及时做出调整和改变。由此,我们认为,通过加强以就业市场为导向的教学资源

建设、开发校企合作课程教材、丰富各种线上课程资源等方式可有效提升课程资源,从而更好地培养适应药企生产一线需要的应用技术型人才。

(四)课程开展方式单一,教学效果不够显著

课程开展方式是课堂教学改革、提高教学质量的重要抓手。然而,从教学层面来看,现有的许多校企合作课程仍主要沿袭传统的校内授课模式,授课主体多为校内教师,企业人员的参与度相对有限。就师生互动维度而言,授课模式仍以"大课堂"为主,课程内容多、知识点零散,呈现出"学生被动听课"的特征,因而难以有效调动学生的自主性,达到预期的教学效果比较困难。就课程考核而言,传统的试卷考核仍占据主导地位,学习效果主要呈现为考试成绩。就试卷结构而言,考试内容覆盖面不够宽,且侧重对理论知识的考查,过程性考核评价较少,难以对学生发现问题、分析问题、解决问题等实践应用能力进行有效考核,无法全面反映学生对知识的掌握程度,最终无法对教学质量进行有效监测。

二、基于现代产业学院开展应用型课程建设的三维优势

现代产业学院是促进校企合作、产教融合的有效平台。2020年7月30日,教育部和工信部联合发布《现代产业学院建设指南(试行)》,明确提出"为了培养适应和引领现代产业发展的高素质应用型人才、复合型人才、创新型人才,以应用型高校为重点,在特色鲜明、与产业紧密联系的高校建设若干与地方政府、行业企业等多主体共建共管共享的产业学院",产业学院建设由此进入国家级示范项目推动的新阶段。2021年,教育部遴选出第一批50个获批建设的国家级现代产业学院。现代产业学院通过校企协同开展专业规划,共同制定人才培养方案,合作建设课程体系,开展教学活动和实习实训,引导高校主动面向区域、面向行业、面向产业办学,通过让教育适应产业发展,真正实现校企"双主体"育人,从而为校企合作课程的开发奠定了稳定的基础。

(一)开展校企合作课程有利于打造长效运营机制,建立长期稳定合作

校企共建产业学院的共识性前提是双方均认为其优于传统的校企合作模式,因而校企之间能够建立长期稳定的合作关系,形成"分工合作、协同育人、共同发展"的应用型人才培养长效机制。具体而言,第一,产业学院设立

负责开发校企合作课程的专门机构,制订校企合作课程建设管理办法,推动其走向组织化、制度化、规范化。第二,按照专业对应岗位的素质要求,联合制定人才培养方案,在重构课程体系的基础上更新教学内容,共同组织教学活动,共建常态性评价机制,有效追踪校企合作课程的教学效果,以便不断发现教学问题,通过对问题的动态清零持续完善课程建设。

(二)开展校企合作课程有利于整合校企双方资源,打造高水平师资队伍

师资质量的提升对培训资源供给的专业性、丰富性提出了更高要求。与传统校企合作模式相比,产业学院以高校、企业为两大稳定教学资源来源,在此基础上建立校企师资共享共育机制,打造高效的校企合作课程团队,以期更好实现课程融合。就课程教学团队而言,校内专职教师可通过在产业学院所服务的企业挂职工作,通过深入生产一线提高教学水平;企业兼职教师则可通过参加高校组织的各种形式的教学能力培训,不断提升其理论水平、积累教学经验。校企专家的双向互动交流有利于打造"双师双能型"的师资队伍,不断锤炼教师团队的教学能力。以此为基点,校企双方教师在课程建设过程中能更加注重结合学生的知识背景,开发出更适合产业学院学生的课程,培养出产业发展真正需要的应用型人才。

(三)开展校企合作课程有利于完善课程评价体系,切实提高教学质量

建设完善的课程评价体系既依托于职能明确的组织机构,又要求在体系设计时不断调整评价指标、丰富评价维度。和传统校企合作模式相比,产业学院具备完善的组织管理架构,设有独立的教学管理部门,具有规范化的教学管理制度,包括对学生知识掌握情况和教师授课情况进行过程性追踪与质量考核的系统性评价体系。我们看到,产业学院对课程考核评价方式的改革着力于两点。第一,在学生考评方面,突出应用理论知识解决实际问题的能力,并逐步增加过程性考核和实践能力在考核体系中所占的比重。第二,在教师考评方面,校内专职教师和企业兼职教师都要接受产业学院教学管理部门的检查、监督和考核。此外,产业学院就合作课程的教学质量建立多方评价机制,即由学生、同行教师、学校督导专家、校外专家、合作企业等主体共同对授课教师的教学质量进行全方位评价。

三、基于生物医药产业学院开展应用型课程建设的具体举措

生物医药产业既是江苏省重点发展的十大战略性新兴产业之一,也是连云港市的地方支柱产业。为更好服务地方医药企业,对接区域优势特色产业集群以及生物医药产业领军企业,江苏海洋大学与国内医药龙头企业江苏恒瑞医药股份有限公司联合创建了生物医药产业学院。产业学院以人才培养质量为中心,以地方医药产业需求为导向,建立了多元化的管理体系,优化了校企合作课程体系,完善了课程配套平台建设,创新了课程思政体系,营造了开放多元的课堂环境,优化了教学评价体系,有效解决了传统校企合作课程开发过程中存在的企业参与度不够、授课水平较低、评价机制不健全等问题。

(一)搭建组织管理架构,完善运营管理制度

在江苏海洋大学党委的领导下,生物医药产业学院构建了多元化的管理体系。生物医药产业学院的具体举措是,设立管理委员会,负责确定学院改革方向以及重大事项决策;学校、企业不同层级管理部门形成深度共建的治理体系,从专业建设、人才培养、师资培养等方面全方位提高学院的治理能力;成立教育培训中心、药物研发中心和综合办公室。其中,教育培训中心下设教育教学部,成立教育教学管理委员会,负责制定校企合作课程相关机制,如企业选派兼职教师机制、对学校教师工程能力的培训机制、对兼职教师的评价和管理机制、教学质量评价机制、课程持续改进机制等,在课程建设实施过程中不断发现问题、总结经验、提出切实有效的改进措施。

(二)优化校企合作课程体系,建立课程实施机制

生物医药产业学院以人才培养质量为中心,根据生物医药产业发展趋势及岗位需求,不断优化校企合作课程体系,打造符合新时代需要的课程实施机制(见图4-2)。传统校企合作课程体系通常包括三部分:学校课程、校企共建课程以及企业课程。生物医药产业学院则以应用为导向,将课程体系优化重组为公共基础类、素质拓展类、学科基础类和专业能力类四大模块,并在课程体系中引入GMP理念,通过凝练基础课程、充实专业课程、加强实验实践课程、开设专业前沿课程,促进课堂知识与企业实际的精准对接,提升学生对理论进行迁移性应用的能力,切实提高学生的专业素质和技能水平。

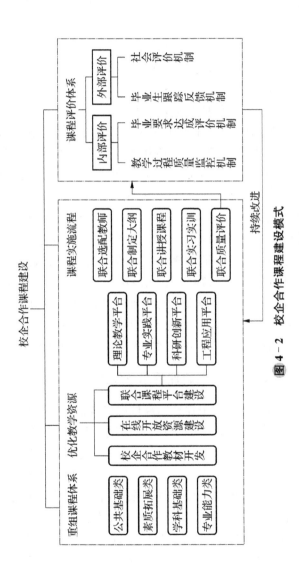

图 4 - 2　校企合作课程建设模式

联合选配师资是校企共建课程的起点。首先,由企业筛选具有相关专业背景和生产经验的兼职教师,与校内专职教师共同组建课程教学团队。其次,课程教学团队联合修订教学大纲,确定课程目标、理顺课程结构、更新课程内容、创新授课方式、结合企业文化引入思政元素、合理分配理论和实践课时比例,联合讲授课程、联合实习实训、建立完善的评价体系。最后,授课结束后,由课程教学团队联合进行质量评价,以便在教学过程中不断总结经验,推进课程的动态化建设。

不断完善的课程配套平台是校企共建课程的优势。生物医药产业学院充分利用学校与企业资源,积极完善课程配套平台的建设,包括理论教学平台建设以及专业实践、科研创新、工程应用等实践平台的建设。首先,通过重构教学内容、改革教学方法、创新思政教育、推进教材建设,持续推进理论教学平台的创新和建设。其次,坚持学科专业与产业链无缝对接,在原有校内实践平台基础上,结合恒瑞实习实训基地,积极组建工程应用平台,拓展专业实践和科研创新平台,打通校企之间实践资源的共享通道,提升学生的实践、创新和应用能力。最后,通过多维度的校企协同教育合力,将企业需求与人才培养有机结合,实现教师与企业、理论与实践、应用与创新、学生与企业、校内平台与校外基地、校园文化与企业文化之间的深度融合,有效提高了学生实践创新应用能力,提升了人才培养质量,满足了药企对应用型人才的需求,为连云港地区医药产业的快速发展提供了人才支撑。

(三)融入企业文化元素,创新课程思政体系

2016 年 12 月,习近平总书记在全国高校思想政治工作会议上强调:"把思想政治教育工作贯穿教育教学的全过程,实现全程育人、全方位育人,努力开创我国高等教育事业发展的新局面"。"课程思政"是新时代背景下党中央加强高校思想政治工作的新要求,是对课程德育的政治提升。校企合作课程的思政开展自有其独特之处。具体来看,校企合作课程通过结合企业文化讲解企业社会责任,让学生充分了解企业在谋取最大经济利益的同时,还要从促进国民经济和社会发展的目标出发,为其他利害关系人履行某方面的社会义务,从而引导学生建立正确的职业观、人生观和价值观。例如,江苏恒瑞医药股份有限公司一直秉承"创新、务实、专注、奋进"的价值观,坚持"科技为本,为人类创造健康生活"的使命,历经五十多年的发展,目前已成为国内最具创新能力的现代化制药企业之一。根据不同课程的性

质、结合学生各阶段的特点,生物医药产业学院在开展校企合作课程建设的过程中将恒瑞的企业文化逐步融入课程思政建设之中。第一,对于新入学的低年级学生,在导学类课程的教学过程中,利用新生刚刚接触专业领域的好奇心,组织学生参观恒瑞企业,介绍企业发展历程、行业岗位工作内容和工作职责,给予学生更好的专业引导和职业启蒙,增强学生对专业、职业的兴趣,初步明确职业方向。第二,在专业理论类课程教学过程中,根据课程授课内容,引入企业具体产品的研发实例,把企业文化中的质量标准、坚持创新、拼搏奋斗、锐意进取等精神传递给学生。同时,结合行业技术难点、国内外同类产品的差异,让学生理解目前企业需要什么样的技术人才,从而认识到学好专业知识的重要性。第三,在实习实践类课程教学过程中,让学生直接体验企业工作的环境和氛围,引入企业文化中的工作责任、团队协作、生产纪律等内容,帮助学生建立良好的行为习惯和思维方式,强化责任和纪律意识,在潜移默化中对学生展开职业道德教育,帮助学生顺利实现从学生到职员的角色转变。

(四)丰富课程实施模式,构建多元课堂环境

生物医药产业学院积极利用校企合作平台,改革医药人才培养模式,大力支持联合开发教材,联合参加学科竞赛和创新大赛,以企业技术革新项目作为创新竞赛和毕业设计(论文)选题,实行真题真做,将企业的新技术、新产品、新工艺融入教学环节中,使得课程体系在时序设计上与医药企业的生产流程一致,将理论课程与实践环节有机融合,注重培养学生解决医药生产实践问题的能力。此外,生物医药产业学院全面推行案例式、项目化教学,建设基于校企合作的教学案例库,深化教学改革,创新教学方法,积极推广应用翻转课堂、雨课堂、对分课堂等新型教学手段,构建线上线下相融合的教学模式,积极融入思政元素,构建开放多元的课堂环境。

(五)完善课程评价体系,督促教学持续改进

生物医药产业学院优化协同育人机制,构建校企联合、产教融合的全方位、立体式质量评价体系,既体现学校教学的统一性要求,又注重因材施教和学生个性发展的全方位培养。第一,理论课程考核改变原有静态、单一的考试模式,采取闭卷、有限开卷、开卷、小论文、大作业等多种课程考核方式;实践环节考核增加企业环节的考核,以岗位工艺流程为依据,设计考核点,

由学校导师和企业导师根据学生企业实践过程共同进行学业评价,注重实践能力,特别是岗位胜任能力的考核。第二,除了内部教学过程的质量监控机制,生物医药产业学院同时结合毕业要求达成评价、毕业生跟踪反馈、社会评价等多种方式,对本专业毕业生培养目标的达成情况进行定期分析,根据分析反馈的结果评价本专业培养的毕业生是否符合社会和市场的需求,并对本专业人才培养目标和实施过程进行持续改进。

总之,校企合作既是药学专业发展的大势所趋,也是强力推手。生物医药产业学院充分发挥人才、技术等资源优势,围绕地方医药产业发展需要,进行了校企合作课程的建设探索,形成了高效的校企合作开发课程团队,建立了校企合作课程实施机制,完善了课程配套平台建设,创新了课程思政体系,构建了开放多元的课堂环境,优化了教学评价体系,取得了较为显著的人才培养成效。实践效果表明,这种人才培养模式为医药企业输送了大批高素质应用型人才,对其他地方高校应用型药学类人才的培养也有着借鉴价值。由此,我们认为,这种校企合作课程的建设为新时代应用型药学类人才的培养提供了具有"示范性、可行性和可推广性"的教学方案,值得进一步推广与应用。

第四节 产教融合型药学类核心课程建设的探索与实施

医药产业是典型的高新技术产业和技术密集型产业,需要集聚各类药学专业人才,才能促进医药产业更好的发展。在医药产业集聚区,对接产业发展需求,开展药学类专业人才培养,对于提高应用型人才培养质量和医药企业发展壮大都具有重要的意义。江苏海洋大学生物医药产业学院在开展药学类人才培养过程中,围绕区域医药产业发展需求,依托产教融合战略,大力开展校企合作,建设了一批产教融合型课程,显著提升了人才培养质量。依托生物医药产业学院开展校企合作课程建设,充分利用产业学院的人才、技术等资源优势,成立校企合作课程团队,建设课程教学资源,创新课程思政体系,完善课程评价体系。实践证明,该模式能有效激发学生学习兴趣,增强学生主动学习的积极性,学生分析问题、解决问题的能力明显改进,促进了药学学生综合研发能力的提升。下文以药学类几门专业核心课程为例,介绍相关课程建设的具体做法。

一、药物分析课程建设的实践探索

（一）课程简介

药物分析是药学专业核心课程，目标是培养学生树立完整的药品质量观念，具备从事药物检验工作的能力，在药学学科发展与实践应用中扮演了开发药物分析方法和实施药物质量控制的角色。本课程着重围绕药品质量控制问题进行教学，主要研究化学结构已经明确的合成药物或天然药物及其制剂的质量控制方法，也研究中药制剂和生化药物制剂的质量控制方法。本课程是一门实践性很强的学科，涉及采用新方法、新技术全面控制药品质量的知识，涉及药学、药物制剂等专业学生。通过学习药物分析课程的基本理论、基本知识和基本概念，学生可掌握药物质量控制的各种方法，学会建立药品质量标准。通过执行科学合理的药品质量标准，可实现对药品质量监控，实现临床用药的合理与有效，减少药物的毒副作用，提高人民的健康质量。

在课程建设过程中，依据"基于工作过程、实现工作情景"的课程观，联合恒瑞医药、康缘药业等知名药企的研发部、质量部技术负责人，聚焦药企对药物分析岗位的知识、能力和素质要求，开展产教融合型课程建设。课程以案例教学为主线，综合应用情境式教学、讨论式教学等多种教学方法，实现所学知识灵活应用。学院与企业共同制定教学大纲，以与本课程相关的工作过程为参照，以过程性知识为主线，构建基于岗位需求的案例任务式产教融合教学模式。课程教学内容的组织形式是以药企典型案例提炼专业知识，以实际问题引领课程学习，把建立药品质量控制方法作为重中之重，贯穿于理论教学过程中。课程注重实践教学，适当增加综合性、设计性、创新性、研究性实践内容，与企业共同组织实施实践教学，共同评价培养质量，实现校内知识学习和校外岗位训练的高度融合，突出学生的综合能力和实践能力的培养。

通过本课程的建设，可以培养学生药品质量全面控制的观念，使学生掌握药物分析研究的方法和技能，能够胜任药品研究、生产、供应、临床使用及监督管理过程中的分析检验工作，并具备研究和解决药品质量问题的思维和能力，从而为区域医药产业发展提供有力的智力支持。

（二）课程建设举措

1. 打造校企教学团队，制定课程建设思路

建成一支专兼结合的"双师型"师资队伍，该团队现有教师 10 名，其中校内教师 5 名，均具有工程技术背景；校外企业教师 5 名，来自恒瑞医药、康缘药业等药企。围绕人才培养目标，课程团队开展了校企联合授课、联合实践教学和实训；共同编写了教案、课件、著作、授课视频及虚拟仿真软件等教学资源（图 4-3）；先后产出了一批教改课题、论文和教学成果奖等教研成果，形成了鲜明的产教融合特色。

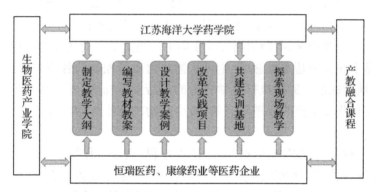

图 4-3 依托产业学院建设药物分析课程思路

药物分析课程依托江苏省重点产业学院——生物医药产业学院，通过校企合作共建，重构课程知识讲授内容和实践教学体系，利用产业学院的软硬件条件和教学环境，打造面向企业、面向岗位、面向应用的课程内容。以药物分析岗位工作任务为标准，设计和开发满足课程教学进程、符合岗位要求的教学和学习资源。已建立的药物分析课程体系中，教学大纲、教案、课件、实验指导、习题、案例讨论、情境实训等已得到广泛应用。通过产业学院平台，将产学研项目实施与药物分析教学相结合，通过参加真实科研项目的部分环节，采用讲授＋观摩＋实践的方式，锻炼学生开展药物分析工作的能力。

2. 联合重构课程内容，积极钻研教学方法

教学团队共同修订课程大纲，结合企业文化、产品研发等确定思政教学目标，深入挖掘课程思政元素，形成一套结合企业实际、蕴含丰富思政元素的教学大纲。理论教学内容主要包括绪论、药品质量标准研究内容、非甾体抗炎药、局部麻醉药等章节。通过模块化设计，共整合成8个模块，企业教师围绕企业研发方向，参与其中5个模块的讲授任务。实践教学主要包括8个教学实验项目，另外设置2次"企业现场授课"的教学实践。通过爱国主义、健康中国战略、哲学思维、质量强国、药品质量标准与法典、创新创业案例等培养学生的质量意识、标准意识、法治意识、职业精神和健康素养等。

团队成员积极钻研教学方法，采用思维导图教学法、启发式教学法、案例情境教学法、课题研讨式教学法等多种教学方法（图4-4），引导学生学会总结、举一反三，从而提升学生学习的主动性，激发学生的学习兴趣。基于"案例—理论—实践—案例"闭环教学模式构建案例库，在课堂理论教学中融合案例教学法，培养学生发散性、系统化思维，提高学生综合运用专业理论和技术分析问题、解决问题的能力。

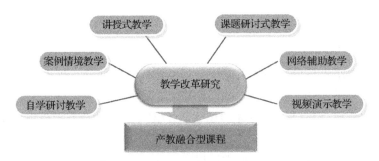

图4-4　药物分析课程教学改革研究

3. 多元融入教学案例，丰富课程教学资源

采取多种策略，提升课程的多样性和深度，丰富课程教学资源（图4-5），激发学生的学习热情。包括：完善教学参考资料——完成课程教学大纲、教案的制定。团队负责人出版的著作《药物分析教学研究》获得2020年中国商业联合会科技服务三等奖。制备多媒体教学课件——制作了图文并茂的全套课程多媒体课件，融入药企元素，增强了学生的学习兴趣。构建典型项目案例库——依托恒瑞医药和康缘药业，建立了药物分析方法开发案例库、药品质量检测案例库2个，涉及案例20个。制作现场录像及视频——内容包括分析仪器使用操作、药品检验检测操作、教师理论教学和实践教学现场授课视频等。配套课程习题与试卷库——建立了药物分析课程习题库、试题库。设置虚拟仿真实验项目——团队自主开发的《甘草黄酮微乳的制备与质量评价虚拟仿真实验项目》已经制作完成，即将上线推广使

用。丰富课程实践教学基地——已在恒瑞医药质量部和研究所,以及康缘药业质量部和研究院建立实践教学基地。

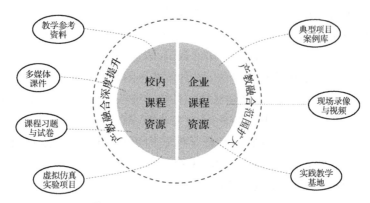

图4-5 药物分析课程资源建设情况

4. 完善考核评价方式,设置个性化作业

课程成绩考核分为理论课成绩与实践课成绩两部分。理论课成绩占该课程总成绩的60%,实验课成绩占该课程总成绩的40%。理论课成绩考核由个性化作业、课堂测试和期末考试3部分组成,实践课成绩考核由出勤和平时表现、实验操作和实验数据、实验报告3部分组成。个性化作业考核学生药物分析方法创新思维,在课堂教学过程中注重启发学生思维,锻炼学生根据药物分析结构特点及其理化性质设计创意分析方法。课后,学生通过查阅资料,总结课堂所学,进行药物分析方法创新,锻炼创新思维,巩固前期无机化学、有机化学、仪器分析以及药物化学等课程的基础知识。随着药物分析方法创意教学的深入,学生设计分析方法的思路愈发丰富,能够写出的药物分析方法创意也越来越多,不仅拓宽了他们的学术视野,增强了创新意识和实践能力,而且有助于他们在未来的科研和工作实践中更加灵活地运用所学知识解决复杂的药物分析问题,从而为药物研发和质量控制领域贡献新的思路和方法。

二、药物化学课程建设的实践探索

(一)课程简介

药物化学是药学专业的核心课程。该课程采用辩证的观点和现代科学方法研究化学药物,在药物发现、开发及产业化方面起到重要的指导作用。课程中,学生通过学习药物化学的基本理论、基本知识和基本技能,掌握典型药物的化学结构、构效关系、临床用途、理化性质、合成路线和寻找新药的基本理论与途径,从而能灵活运用所学知识分析、解决制药相关问题,培养科学思维、创新意识以及正确的职业道德观。

　　课程在建设过程中坚持成果导向教育(Outcome Based Education,OBE)教育理念,以本行业所需的能力、素质需求为导向,以行业实际问题为引导,以"满足学生发展,利于产业升级"的原则选取课程内容,通过与企业共同研制教学目标,撰写教案,提供课外延伸阅读、增加探究式课后练习,推进学生自主性、研究性学习,构建基于行业需求的"案例+PBL+课外延伸"三位一体产教融合教学模式(图4-6)。课程聚焦医药产业链各环节,特别是新药研发及生产相关岗位所需的知识、能力和素质要求,联合恒瑞医药、康乐药业、烟台丰鲁精细化工等企业的研发、生产部门技术人员,开展产教融合型课程建设。课程的教学内容组织以药物的发现和发展过程为主线,以典型药物及实际问题为引导,结合药企及药学史上典型案例,开展课程学习,把"药物结构"作为重中之重,贯穿于教学过程中,达到理论教学与产业紧密对接,实现"以教促产、以产助教",培养学生的独立思考和分析、解决问题的能力,为学生毕业后就业和执业打下坚实的基础。

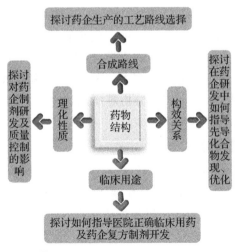

图4-6　教学组织中的产教融合

坚持知识传授与能力培养并举,理论教学与实践教学结合,与企业共同组织实施实践教学,共同评价培养质量,实现产教高度融合,突出学生的综合能力培养。通过本课程的建设,可以培养学生正确的职业道德观和创新意识,使学生掌握解决相关制药问题的能力以及终身学习的能力,能够胜任医药及相关行业产品开发研究、项目管理、生产运行和质量控制等方面的工作,适应医药及相关行业的发展,从而为区域医药产业发展提供有力的支持。

(二)课程建设措施

1.加强课程团队建设

根据课程建设需要,遴选、聘请企业优秀技术人员担任兼职教师,优化团队结构。校内教师定期到企业开展挂职、兼职,鼓励教师承担校企合作科研项目,加强工程实践教育能力,提升课程的实用性,丰富校内教师实践经验,促进"双师型"教师队伍建设。已形成一支专兼结合的"双师型"师资队伍,现有教师7名,其中校内教师4名,均具有企业工程实践经验;校外企业教师3名,来自恒瑞医药、康乐药业等药企。校内校外教师积极开展教学经验交流活动,倡导观摩教学,共同提升教学能力,全面提高教师队伍的整体水平。

2.优化课程内容与结构

围绕人才培养目标,课程团队共同制定了药物化学课程教学大纲,编写教案、制作课件等教学资源;联合开展了校企联合理论、实践教学。依照医药行业职业岗位和职业能力培养的要求,梳理、整合药物化学教学内容,形成能力—知识相对应的全新课程结构。进一步丰富产教融合实践教学形式,调整优化实践内容,增加案例分析等实践性教学内容,注重学生观察问题和解决问题能力的培养。

3.加强课程资源建设

定期开展企业、行业交流,持续关注国内外行业政策变革,关注学科前沿,由此持续分析医药行业所需能力、素质及知识的变化,进而解析它们与药物化学知识的关联性,不断升级和规范课程内容,根据行业发展和学科前沿不断丰富案例库。扩充现有网络教学资源,开发适合产教融合的网上学习和实践项目,探索信息化教学技术的运用,进一步提高网络资源的应用实效,为学生自主学习赋能。统筹校内外多方资源,优化实践条件,拓宽实践途径,强化实践教学。

4. 加强教学研究和改革

借助科技发展,进一步探索更适合能力和素质培养的药物化学课程教学模式和方法,不断提高教师教学水平。基于工程教育认证"以学生为中心,以成果为导向,注重持续改进"三大理念,进一步完善产教融合课程评价体系,强化形成性评价和持续改进。

(1) 坚持以立德树人为中心,坚守医药行业职业道德

"药品"是一种特殊的商品,与人民健康息息相关。这不仅要求药学从业人员有过硬的专业知识,也要求他们有高尚的道德修养。通过药物化学课程的学习,可以掌握药品理化性质、临床用途、合成路线、构效关系等,更好指导药物研发、生产和临床用药,保障用药、生产安全。在课程讲授过程中,合理引入"反应停事件""己烯雌酚事件"等案例,通过分析事件产生的原因,以及药物化学工作在其中的作用,让学生认识到学习药物化学课程的重要性。

习近平总书记强调"人民至上、生命至上""保护生态环境就是保护生产力",药物研发、生产过程中想要保证安全、环保、效益相统一,就需要通过学习药物化学课程掌握药物的各种特性,选择合适的合成工艺。在课程学习过程中,通过课堂讲授"紫杉醇与红豆杉树""辽宁康缘华威药业原料药车间爆炸"等案例,布置氯丙嗪、阿昔洛韦等合成路线选择的探究式课后练习,企业实践参观扑热息痛等原料药生产线等课程思政元素,引导学生树立"安全发展、绿色发展"的理念,秉承全心全意为人民服务的精神,做好医药行业相关工作。

(2) 贯彻企业教师进课堂,助推创新创业教育

坚持以"学生中心、成果导向"为原则,充分利用企业教师的优势,将创新创业内容与药物化学课程教学相融合,帮助学生完善创新创业知识体系,培养创新创业基础能力。在课程讲授过程中,结合国内新药申报及创新药"出海",讲解恒瑞医药、华海药业等创新型企业的发展历程和创新药研发案例,旨在培养一批兼具创新能力和药学专业知识的人才,提升人力资源素质,助力产业升级,进而推进创新创业与专业教育融合,让创新思维与能力融入药物化学课程中。

(3) "案例＋PBL＋课外延伸"三位一体,探索新型课程建设模式

首先,企业教师充分发挥行业经验,与校内老师一起,结合实际,选取优质案例并巧妙设置问题,提高学生的学习兴趣,变被动学习为主动学习的同

时将切入点变细、变小，使专业知识点网状融合，相互渗透，引导学生分析案例和问题所涉及的药物化学知识点，从而使学生能够深入掌握药物化学的各个知识点，并能灵活运用药物化学知识解决行业相关实际问题，真正提高本课程的教学质量，为制药行业输送专业人才。

其次，引入校外实践教学，将教学延伸至课堂外，实现课程内容与企业实际对接、教学过程与生产过程对接、人才培养与创新创业对接，促进企业需求侧和教育供给侧深度融合。引入"课外延伸阅读"，将课堂延伸至课外，选取与教学章节相关的，有趣、有意义的延伸阅读材料或视频，不再将教学局限在教材中，局限在药物化学这门课程中，开阔学生的视野及思维，提高学生学习兴趣的同时扩大知识面，并对学生潜移默化地进行人文、科学等综合教育，达到"全程育人、全方面育人"的效果。

最后，药物化学课程坚持 OBE 教学理念，将讲授法、案例教学法、探究式教学、专题研讨、课外延伸阅读等有机结合，运用文字、图片、视频等图文资料，采用有利于课程目标达成的教学方式，充分调动学生学习的主动性，以学生为中心，注重"学生学了什么"，注重学生能力的培养，让学生对自己的学习成效负责。此外，课程紧密结合药物化学学科发展前沿，结合团队最新科研成果和企业新药创制实践，及时更新教学案例，讲授药物化学的新技术、新方法，激发学生学习兴趣。

综上，在开展产教融合课程建设过程中，药物化学课程将专业知识教育与课程思政、创新创业教育、劳动教育等紧密结合，形成了校企协同、多元融合的课程建设思路(图 4-7)。

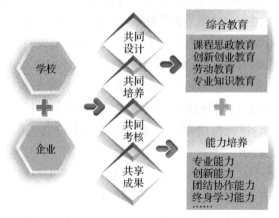

图4-7 药物化学产教融合型课程建设模式

三、工业药剂学课程教学改革与实践

(一) 课程简介

工业药剂学课程是药学专业的一门主干课程,着重围绕药物制剂工业化问题进行教学,主要研究药物剂型及制剂的理论、生产制备技术和质量控制方法。本课程是一门实践性很强的学科,涉及药物制剂的处方设计、制备工艺、质量控制等方面的知识和技能。通过学习工业药剂学课程的基本理论、基本知识和基本概念,可使学生掌握药物剂型及制剂的制备技术和质量控制等方面的知识,为从事药学工作奠定基础。同时,通过学习学生还能够了解药物制剂的生产设备和工艺流程,掌握相关的操作和维护技能,为未来的职业发展做好准备。课程建设过程中依据"基于工作过程、实现工作情景"的课程观,以与本课程相关的工作过程为参照,以过程性知识为主线,构建基于岗位需求的案例任务式产教融合教学模式。通过与企业共同制定教学大纲,共同开展课程教学,共同评价培养质量,实现校内知识学习和校外岗位训练的高度融合。

(二) 课程建设举措

1. 制定产教融合型课程建设方案

工业药剂学课程涉及多学科的理论与技术,学生虽然对工业药剂学有很大的兴趣,但众多的知识又让学生生畏。在教学过程中,团队以"问题本位教学"为主线,开展产教融合式课程设计。课程建设过程中,通过构建校企教师队伍、整合优质教学资源、推进网络课程建设、深化教学改革研究、加强实践教学等(图 4-8),培养具备创新精神和实践能力的高素质药学人才,以满足社会和产业发展的需求。对实践中所需的基本理论知识和方法进行讲解时,会根据学科和新剂型发展情况,适时地增加一些新知识、新技术和新进展的介绍。而针对药企对药物制剂岗位技能要求,则通过案例教学法,将理论与生产实际结合,提升学生岗位能力。在教学方法上,我们根据知识点的不同,探索采用案例式教学、讨论式教学等形式,让学生在自主学习的活动中充分地表现自我,培养学生发现问题和解决问题的能力,开启学生创新思维,锻炼学生综合运用知识的能力以及文献检索和阅读能力。

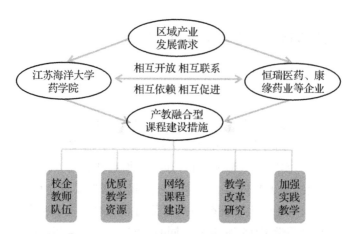

图 4 - 8　工业药剂学产教融合课程建设方案

2. 依托生物医药产业学院建设提高课程建设质量

依托生物医药产业学院,通过校企合作共建,重构课程知识讲授内容和实践教学体系,利用产业学院的软硬件条件和教学环境,打造面向企业、面向岗位、面向应用的课程内容(图 4 - 9)。以药物制剂岗位工作任务为标准,设计和开发满足课程教学进程、符合岗位要求的教学和学习资源。已建立的工业药剂学课程体系中,教学大纲、教案、课件、实验指导、习题、案例讨论、情境实训等已得到广泛应用。通过产业学院平台,将产学研项目实施与药物制剂教学相结合,通过参加真实科研项目的部分环节,采用讲授＋观摩＋实践的方式,锻炼学生开展药物制剂工作的能力。

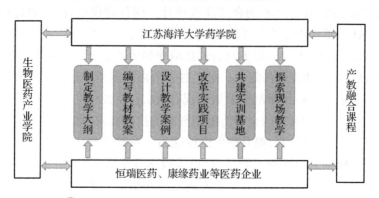

图 4 - 9　依托产业学院建设工业药剂学课程思路

3. 探索实践教学新方法,提高学生动手能力和岗位能力

优化实践教学体系(图 4 - 10),将校内实验教学与校外实践教学相结合,多途径培养学生的综合素质和动手能力。改变传统的"老师讲、学生做"的讲授式实验教学方法,探索以现场真实案例为基础的产教融合型实践教学方法,鼓励学生使用不同的实验方法和实验手段设计实验、获得多种多样的实验结果。充分发挥现代教学手段的优势,建设虚拟仿真实验项目,方便学生根据自身的需求开展学习。改革实验效果考核方法,将传统单一的实验报告考核更改为平时表现、实验操作和数据、实验报告相结合的考核评价体系,重点考察实践环节学生对知识的理解和综合应用能力、工程实践能力和创新能力。

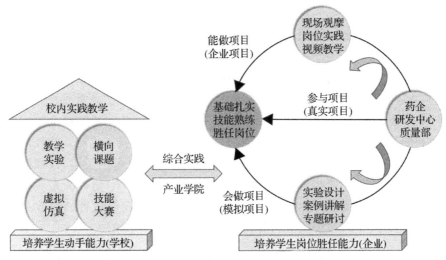

图 4 - 10　工业药剂学产教融合课程实践教学体系

第五章

产教融合型药学人才培养的师资队伍建设

第一节　产教融合型师资队伍的建设现状

一、产教融合背景下师资培养的需求与特点

随着产业结构不断升级,社会对应用型人才的需求不断增加。应用型本科人才是高层次、高素质人才,是新时代党和国家急需的高素质技能型人才,具有发展性和多样性,既要熟练掌握专业知识,具备完整的理论知识体系、科研能力、实践能力;又要能着眼于社会市场需求,具备生产一线技术技能。教育大计,教师为本,教师队伍是提高人才培养质量的关键,教师队伍的水平直接决定了高校办学的水平。在产教融合背景下,培养高素质复合应用型人才对教师队伍也提出了新的要求。这要求高等教育加快改革步伐,直面挑战,提升教师队伍的素质和能力以适应这些新需求。

(一)注重跨学科和跨领域交叉,具备扎实的专业理论知识和实践经验

产教融合型师资的核心要素是理论知识和实践经验,他们应具备对应专业的教师资格,并拥有丰富的实践经验,能够指导学生进行专业实践;同时,还要具备相关行业工作能力,熟悉所在领域的最新技术和发展方向。此外,产教融合要求学校与企业、行业之间的交流与合作,需要教师具备跨学科和跨领域的知识和能力,能够进行跨学科的教学和研究。只有了解多个领域的知识,才能更好地适应复杂多样的产业需求,为学生提供全方位的培训。因此,师资培养需要注重培养教师的综合素质和跨学科能力,提高教师

的跨学科研究和教学能力,推动学科交叉和创新。

　　地方院校应增加"双师型"教师专业实践能力培养的重视程度,加大培训力度,引培并举,通过"走出去"和"请进来"等方式促进"双师型"教师队伍建设。支持学校专业骨干教师到企业挂职锻炼,参与企业研发和科技创新项目,参与产品设计和技术改造等活动,提升校内教师的实践经验。同时,鼓励地方院校聘请企业工程技术人员、管理人员以及能工巧匠担任兼职教师,并聘请行业专家和技术能手担任教师职务。积极开展专业技能强化培训、行业新技术培训等多种形式的专项培训和企业实践锻炼活动,使企业实践锻炼成为考核教师专业实践能力的重要标准。

(二)注重实践和创新思维能力培养,具备适应快速变化产业环境的能力

　　随着科技的不断发展和产业结构的调整,现代产业的需求发生了巨大变化。产教融合强调学校与企业的紧密合作,要求教师具备行业前沿知识和实践经验,能够将理论与实践相结合,在生产、管理一线具有较高的技术技能,能够进行专业设计、工艺技术开发和技术革新,指导学生进行实践,培养适应产业发展的人才。要加强对"双师型"教师队伍建设工作的引导和规范,采取多种方式为教师提供必要的支持和帮助,使得地方院校教师有机会与企业一线工程技术人员交流,到企业进行实践锻炼。同时,地方院校教师还应具备一定的科研能力,具有较高的学术水平。

　　产教融合还要求学校培养具有创新思维和创新能力的人才,能够适应快速变化的产业环境和技术革新。因此,师资培养需要注重培养教师的创新意识和创新思维,培养教师在教学和科研中能够运用创新的方法和思路来培养学生的创新能力和创业精神。师资队伍需要具备持续学习的能力,与时俱进,关注产业发展的趋势和需求,及时更新自己的知识体系,及时调整教师培养计划,保持与产业需求的同步,加强教师的行业实践和实际工作经验的培养,提高教师的专业素质和实践能力。

(三)具有熟练的教学能力,重视教育教学方法的创新

　　熟练的教学能力是"双师型"教师的基本要求,他们需要掌握专业知识和教学技巧,掌握教育教学规律和学生成长规律,将复杂的理论知识转化为易于理解和接受的形式,以促进学生的学习和理解。在产教融合的背景下,

师资培养还需要关注教育教学方法的创新和改进。传统的教学方法已无法满足产业发展的需求,需要探索新的教学模式和方法。师资培养需要培养教师的教育教学设计能力和教学技能,提高教师的教学效果和教育质量。能够灵活运用多种教学方法,包括讲授、演示、实验、案例分析等,以满足不同学生的学习需求。他们还需要关注学生的学习效果和学习动态,及时调整教学策略,提供个性化的指导和辅导。同时,在产教融合背景下加强"双师型"教师队伍建设还需加强校内外兼职教师队伍建设。校内专职教师可通过在产业学院所服务的企业挂职工作,通过深入生产一线提高教学水平;企业兼职教师则可通过参加高校组织的各种形式的教学能力培训,不断提升其理论水平、积累教学经验。校企专家的双向互动交流有利于打造"双师双能型"的师资队伍,不断锤炼教师团队的教学能力。

(四) 具备良好的职业精神,拥有较强的社会服务能力

产教融合型教师不仅要深谙专业知识和教学技巧,更要具备卓越的职业操守和社会服务能力。要具备良好的师德师风,恪守职业道德规范,具有严谨的工作态度,对教育事业充满热爱和责任感,对学生有爱心、责任心、耐心;要具备创新精神,不懈探索教育新理念、新方法、新技术,紧跟行业发展步伐,善用先进教学资源和设备,持续吸收新知识、新技术,将理论成功转化为实践应用能力。产教融合型教师还需具备自我提升的自觉性,通过反思与总结,持续优化教学方法和成效;注重团队合作,树立全局观念,与企业、学校及同行紧密协作,共同推进教育与产业发展。产教融合型教师需要具备积极的职业发展意识,不断学习更新的知识和技能,不断提升自己的教育教学能力和专业水平,追求教育事业的长远发展,保持自身的专业竞争力。

社会服务能力对于地方院校"双师型"教师队伍的建设至关重要。社会服务能力是指教师在承担教学任务的同时,能为企业、区域经济社会发展提供技术支持和技术服务的能力。地方院校的"双师型"教师队伍建设目标是培养既具备专业实践能力又具备较强社会服务能力的教师,即教师应能服务社会需求,具备洞察社会需求的能力,能够通过教育教学和产业实践,满足社会对人才的需求;具备较强的社会责任感,关注社会问题和发展,通过教育教学和产业实践,为社会发展做出贡献。要实现这一目标,需要建立健全地方院校"双师型"教师队伍建设配套制度和机制,学校、政府、行业企业

等相关方要在政策和制度上为"双师型"教师队伍建设提供支持。

产教融合是适应现代社会发展需求的一种教育模式,师资培养作为其中重要一环,其需求与特点也随之发生变化。教师需要具备扎实的专业理论知识和实践经验,注重跨学科和跨领域的交叉,具备持续学习的能力,结合实践经验,形成跨学科的知识结构。教师需要与时俱进,适应产业发展需求,同时具有创新思维和实践能力。教师应具有扎实的教学能力,重视教育教学方法的创新,教师不再是单纯地传授知识,教学模式需要从传统的理论授课转变为实践导向的培训模式,需要引导学生参与实际项目、解决实际问题,培养学生的实际操作能力。教师要具备良好的职业素养,具备较强的社会服务能力。只有通过这样的师资培养,才能够培养出适应产业发展的人才,推动产教融合的深入发展,为社会和经济的进步做出贡献。

二、产教融合型师资队伍建设存在的问题

在产教融合背景下,"双师型"师资队伍的建设面临着新的需求与特点。目前,国内高校"双师型"师资的来源主要有两种,引培并举:一是采取招聘的方式进行外部吸收,二是采取培养的方式进行内部提升。对于"双师型"教师队伍建设的现状,已有不少学者进行过探讨。如,对大连市五所省属本科高校的师生中进行问卷调查和深度访谈后发现产教融合背景下高校"双师型"师资队伍建设过程中存在着师资队伍结构失衡、社会实践途径单一、企业兼职教授和导师数量不足且质量不高、考核激励制度不完善等问题。也有学者认为在开展新工科"双师型"师资队伍建设时存在工程能力不足、缺乏有效的激励政策及措施、人才引进工作存在误区等问题。通过文献查阅,综合各方研究的观点以及相关工作经验,笔者认为当前应用型本科高校的"双师型"教师队伍建设存在以下问题。

(一)"双师型"师资队伍结构需要优化

在产教融合的探索中,部分高校遇到了重理论轻实践、重科研轻技术、重专职教师轻兼职教师等问题,这些问题难免影响产业实践活动与教育教学活动的融合。虽然部分高校也有聘用社会或企事业单位高级技术人才,但是该部分教师比例相对较低,且多为兼职形式到校授课,专职聘任者数量较少,造成高校"双师型"教师培养与企业行业黏合度不高。企业兼职教授

和导师具有丰富的实践经验,能开拓教师视野、启发学生思维,高校也希望能增加企业兼职教授和导师面对面交流的机会,但是大部分企业导师的兼职身份,决定了其难以高频率参与学生的实践指导以及应用型人才的联合培养。

(二)专任教师实践经历与技能有待进一步提高

高校师资以硕士、博士等高学历人才为主,越来越多学历层次高的青年教师从学校毕业直接加入到教师队伍中来,这些教师知识结构较新,专业理论水平相对较强,具有良好的教学科研素养,但是这种"走出学校又回到学校"的特点,也决定了其社会经历和实践能力相对缺乏,也就制约了"双师双能型"教师队伍的建设。专任教师缺乏实践经历与技能,知识背景与结构相对单一,不仅不利于相互间的实践教学研讨,也不利于指导学生开展实践教学,从而难以实现应用型人才的培养目标。此外,我国高校与企业的联系不是很紧密,教师在校学习期间与所学专业依托的行业或企业的联系并不多。尤其是随着企业技术进步、产品更新速度加快,与国际行业接轨并直接参与竞争,知识产权意识明显增强,教师与企业技术人员的交流和互动有限,直接影响教师实践能力的培养和提高。

(三)专任教师社会实践途径相对单一

高校"双师型"教师培养政策很难落地。高校虽然重视产学研工作,但是缺少拓展合作企业以及行业伙伴的途径。大多数高校的产学研工作是由科技管理部门负责。但是在欧美高校,产学研是由专门的行政部门负责,并且联合学校科研管理、校友管理以及社会合作管理的多方力量。很多高校的产学研主要依靠教师的横向课题拓展企业以及行业合作伙伴,这种不成规模的产教融合并不能为教师提供充分的社会资源和企业资源,因此学校的教师队伍培养目标也很难实现。

(四)企业兼职教师教学能力有待提升

"双师型"师资队伍比例中企业兼职教师是重要组成部分,就企业师资而言,其构成力量均为一线高水平技术人员,实践经验丰富,专业素质过硬,但普遍没有接受过教学能力的相关培训,缺乏教学基础技能,授课经验相对薄弱。而高校内的各种提升教学能力的培训,因其兼职的缘故也难以按时参加教研活动,无暇钻研教育教学方法。此外,企业兼职教师在实际教学过程中也较少自主地提升自身的教学能力,这就导致了教学水平的停滞不前。企业教师在授课过程中,常出现按照统一的标准和要求教学,只重视学生的同一性和规范性、忽视学生的多样性差别,缺少对学生主体性和个性化的充分认识,教学方法不够合理,对学生的新思维和创新能力培养力度不够等问题。因此,企业兼职教师能否有效达成教学目标,为学生教授专业知识技能以及正确引导学生价值观念,存在一定的不确定因素。

(五)对"双师型"教师的认定机制有待完善

"双师型"教师指的是那些既具有教师素质,又具有某种职业素质或在企事业单位工作多年的教师。很多应用型高等院校在"双师型"教师的认定上沿用了过去职业院校的标准,有唯证书和资格论的倾向,有许多取得认定后的教师实际上未再继续从事相关的专业工作,也缺少相应的成果来支撑"双师双能"的资格。甚至一些教育者对"双师""双证"的理解存在偏差,试图通过一个技术含量低或没有技术含量的职业资格证书来应付学校的"双师"审核,"双师型"或"双师双能型"师资队伍"注水",名不副实的情况依然普遍存在。高校应建立相应的持续性评价机制或有期限的认定机制来消除此种现象。

(六)对"双师型"教师的考评激励机制有待创新

对"双师型"教师开展常态化的考评激励,是产教融合人才培养深入开展的重要动力。但目前很多应用型高校对"双师型"教师的考评激励机制并不完善,一方面欠缺相应的考评机制,使得教师在"双师型"教学方面的表现无法得到有效评价。另一方面激励机制形式单一,一般是以津贴的方式进行物质奖励,而缺少其他相关的配套措施,比如"双师型"教师在职称的评审上并不具任何优势,因此对教师无法形成更为有效的激励效果。

综上所述,当前应用型本科高校在"双师型"教师队伍建设方面尚面临诸多挑战,这些问题都制约了教师队伍的发展。因此,我们必须深化改革,创新管理,多措并举,全面提升"双师型"教师队伍的整体素质,以更好地服务于应用型本科高校的人才培养和地方经济社会发展。

第二节 产教融合型师资队伍的建设路径

在产教融合背景下,"双师型"师资队伍建设是高校应用型人才培养的核心要素,是高等教育发展的重要方向。目前,应用型本科高校的师资队伍建设虽然在一定程度上已有了很大提升,但仍面临一些问题,如专任教师队伍结构不合理、学缘结构需进一步优化,评价考核机制需进一步完善等。师资队伍作为人才培养的重要基石,其建设应该摆在高校内涵式发展的突出位置。为了适应产业需求的变化和提高教育质量,地方院校作为培养应用型人才的主要基地,需要制定有效的策略和机制来优化师资队伍建设,适应产业需求的变化,推动地方院校深化产教融合,提高应用型人才的培养质量。

一、加强校企合作,建设"双师型"教师培养平台

加强校企合作,校企资源共享、共同搭建"双师型"师资建设平台是"双师型"教师培养的重要途径。探讨有利于校企双方的"双师型"教师培养机制,同时积极推进与行业企业联合共建人才培养基地,为教师培养提供更多的实践机会和资源支持,可培养出更具实践能力和行业适应能力的"双师型"教师。

学校应该以"双师型"教师的培养为重,要高屋建瓴地对本校教师的职业发展做出规划;企业也应该为"双师型"教师的培养发挥重要作用,从而形成校企合作新模式。首先,高校可以提高兼职教师的比例占比,聘请在行业和企业有着丰富实践经验的从业人员作为兼职教师。这样的教师能够为学生分享更为前沿的实战知识。其次,学校可以委派自己的教师到相关企业中去,教师可以充分利用在企业工作的机会来丰富自己的实践技能,从而成为真正具备理论和实践的"双师型"教师。此外,学校可以建立教师交流平台,组织教师交流与合作活动,包括学术研讨会、教学研讨班等,让教师之间可以相互学习、交流教学经验和教学方法,促进教师之间的交流与合作。通过教师交流与合作,可以促进教师之间的相互借鉴和共同成长,提高教学水平和教育质量。学校可以定期或不定期地组织教师到企业参加生产、服务、

管理等方面的实践锻炼和技能提升活动,让教师在实践中不断提升专业素养和技能水平。通过强化校企合作提高"双师型"教师的综合素质和专业水平。

二、创新培养模式,完善"双师型"教师培训机制

(一) 完善"双师型"教师培训体系

地方院校应结合自身实际制订"双师型"教师的培养计划,明确培训目标、培训内容、培训形式和考核标准等;注重培养过程的长期性和系统性,在校企双方共同参与下对教师进行有计划、有目的、有步骤的培训,构建起具有自身特色的、多元化、立体化的"双师型"教师培养体系。

地方院校应根据自身实际情况和办学定位,在不同学段、不同岗位对不同层次的"双师型"教师进行针对性强的培训,建立起多层次、多形式、全方位的培训体系。其中,针对学历教育阶段的教师应注重对其教学技能和教学能力等方面的培养;针对职业资格认证阶段的教师则应注重对其职业意识和职业行为等方面的培养;针对专业实践能力强的教师应注重对其行业实践技能及企业实践能力等方面的培养。此外,地方院校还应在创新"双师型"教师培养模式基础上,不断优化培训内容和方式,将校企合作、专家指导、职业资格认证和企业实践等内容纳入"双师型"教师培训体系中。

(二) 优化"双师型"教师评价机制

建立科学、公正的"双师型"教师评价机制是激励教师转型的重要手段。学校可以制定评价指标体系,包括教学、科研、指导学生实践以及服务社会等方面的评价内容,通过定期评估,对"双师型"教师进行全面评价,给予肯定和奖励,为教师提供改进和成长的建议。同时,也要加大对双师型"教师的考核力度,积极推行优胜劣汰的退出机制,对于考核不合格的"双师型"教师执行清退制度。这样的评价机制能够提高"双师型"教师的教学质量和实践能力,推动教师转型的积极性和动力。

为了优化教师评价机制,学校可以考虑以下几个方面的措施。第一,明确评价标准和指标体系。学校需要明确教师评价的目标和要求,制定科学、公正的评价指标体系。这些指标可以包括教学效果、教学方法、教学资源的

利用、学生评价等方面的内容。通过明确的评价标准和指标体系,可以使评价更加客观公正,避免主观性的评价。第二,建立多元化的评价方法。除了定期的教学评估,学校可以引入多种评价方法,如同行评议、学生评价、教学观摩、教学案例分析等,来获取全面的评价结果。不同的评价方法可以从不同的角度了解教师的表现和能力,从而减少评价的片面性和主观性。第三,注重教师的专业发展。评价机制不仅要对教师的现状进行评价,还应该关注教师的发展潜力和学习能力。学校可以为教师提供专业培训、学术研究支持等机会,鼓励教师参与教育教学改革和创新实践。通过关注教师的专业发展,可以激励教师的积极性和创新能力,提高教学质量和教育教学水平。第四,建立反馈机制和改进措施。学校可以通过评价结果的反馈,向教师提供改进和成长的建议。同时,学校还可以为教师提供改进的机会和资源支持,帮助教师不断提高自己的教学能力和实践经验。通过建立反馈机制和改进措施,可以促使教师不断反思和改进自己的教学方法和教学效果。优化教师评价机制需要明确评价标准和指标体系,建立多元化的评价方法,注重教师的专业发展,以及建立反馈机制和改进措施。通过这些措施的实施,可以使教师评价更加科学、公正,激励教师转型,提高教学质量和教育教学水平。

(三)健全"双师型"教师激励机制

教师们向"双师型"教师角色转型动力不足的直接原因是学校缺乏一套可行的教师激励制度。良好的激励制度可以有效地增强教师的积极性,促进教师的转型。地方院校应进一步完善"双师型"教师的绩效考核制度,将产教融合作为一项重要指标,引导"双师型"教师立足产教融合背景下的高素质应用型人才培养,在提升实践教学能力的同时,不断提升自身科研水平。首先,建立健全"双师型"教师绩效考核制度,根据地方院校"双师型"教师的特点制定科学合理的绩效考核指标体系,以引导教师提高对产教融合的认识。其次,鼓励教师积极参与教学研究和教学改革,充分发挥其在产教融合背景下"双师型"教师的示范引领作用。再次,进一步完善地方院校"双师型"教师的激励机制,从物质上给予一定奖励,如发放专项奖金、颁发荣誉证书等;从精神上给予肯定和鼓励,如开展定期培训、学术交流等。最后,进一步优化"双师型"教师绩效考核制度与方法,以客观数据为基础进行定性与定量相结合的考核方式。此外,还应建立"双师型"教师考核奖励机制和晋升激励制度等,如可以在职称评选和年终绩效考核中重点向"双师型"教师倾斜，可以将"双师型"教师作为评审条件的附加条件，满足要求的教师可以在职称评审和绩效考核中获得加分。再如设置"双师型"教师补贴，"双师型"教师可以得到一定上浮比例的补助。同时，学校要加大对教师向"双师型"转型的指导，使教师明确自己的转型发展需要哪些努力。总之，学校可以通过这些举措来确立"双师型"教师的突出地位，以鼓励教师向"双师型"转型。

三、实施柔性引进，构建"双师型"教师灵活引进机制

地方院校应主动对接工程教育专业认证和教育部"双万计划"建设工作要求，结合产教融合的核心任务，以满足国家重点产业发展、地方经济发展需要为导向，制定灵活的"双师型"教师引进标准和方法。根据不同学科领域和需要，采取全职引进、兼职引进、合同引进、项目引进等方式，以适应不同教育阶段和学校特点的需求。要充分发挥地方院校"引企入教"的引领作用，积极聘请行业企业优秀工程师、技术专家担任兼职教师。通过构建灵活的"双师型"教师引进机制，学校可以根据实际需要和要求，选择合适的教师引进标准和方法，并借助校企合作和产教融合的机制，提升教师的实践教学能力和科研创新能力。通过多种方式引进高水平、高技能的人才，可不断优化和提升"双师型"教师队伍的质量和结构。

总之，构建以产教融合为背景的"双师型"教师培养途径，需要学校和企业共同努力，通过资源共享和合作平台的搭建，优化师资队伍结构。同时，建立良好的激励机制，加强评价和培训机制，推动教师转型和发展。加强校内校外的合作，加强教师交流与合作，能够促进"双师型"教师队伍的建设，为培养适应产业需求的高素质人才做出贡献。

第三节　产教融合型基层教学组织的建设路径

高校基层教学组织是高校组织教师开展教学、科研和社会服务工作的最基本组织，在高校日常教学活动、教学研究改革、师资队伍建设、学科专业建设等方面发挥着关键性作用。加强基层教学组织建设，全面提高教师教书育人能力，是推动高等教育高质量发展的必然要求和重要支撑。围绕高

校基层教学组织建设与教师教学能力提升,国家、地方相继发布相关指导意见,2019年教育部发布了《教育部关于深化本科教育教学改革全面提高人才培养质量的意见》,2022年江苏省教育厅发布《省教育厅关于加强高校基层教学组织建设　促进教学能力提升的指导意见》《江苏省本科院校基层教学组织建设基本标准》,强调基层教学组织在落实人才培养过程中的重要性,鼓励建设开放多元的新型基层教学组织,同时也为规范省内地方应用型本科高校教学管理、提升应用型人才培养质量起到了示范推动作用。

当前为了更好地应对社会经济发展对应用型人才的需求,很多地方高校纷纷开启了探索产教融合型基层教学组织的改革,传统的基层教学组织模式已无法适应当下应用型人才培养的特点,因此完善基层教学组织体系、加强基层教学组织建设,已成为地方应用型本科高校教育教学发展的首要任务。通过资料调研,结合当前基层教学组织建设中存在的问题,整理出以下4个途径进行优化提升。

一、加强顶层设计,完善管理制度,加强基层教学组织工作保障

应在学校层面应做好基层教学组织建设的顶层设计,按需设置基层教学组织,制定相应的规章制度、管理办法,明确基层教学组织的基本原则、组织类型、设置标准、工作职责、组织管理等内容,确保组织的稳定性和工作的连续性。在学校顶层设计的指导下,基层教学组织内部也应设立符合自身建设发展特点的管理制度和规范。无论是何种形式的基层教学组织,都需要有相应的管理制度,明确工作流程,提高工作效率,以保证组织运行正常、不断完善和进步。此外,加强基层教学组织的经费保障至关重要。产教融合型教学组织的顺利运行需要充足的建设经费,高校和企业都应给予相应的经费支持,高校和企业可以共同组建产教融合指导委员会,对经费的使用及教学团队的工作进行监督,确保专款专用,为组织的稳定运行和持续发展提供坚实的经济基础。

二、重视团队合作,增强凝聚力,促进基层教学组织可持续发展

基层教学组织的发展不能只靠负责人一个人的力量,需要全体成员的

共同努力,因此要关注团队每个成员的成长。应为成员提供持续的培训和发展机会,鼓励团队成员参加各类培训、研讨会和学术交流,帮助其不断提升自身教学科研能力和综合素质;提供良好的工作环境,为成员提供必要的教学科研设施和资源,满足其教学科研发展需要,提高他们的工作积极性和效率。基层教学组织负责人要做好统筹安排,充分挖掘团队每位成员的潜质,根据每个成员的优势和特点在课程建设、科研和教研等方面进行分工合作,重视团队合作,增强团队凝聚力,促进基层教学组织的可持续发展。

三、丰富组织形式,创新工作方法,促进基层教学组织多元化发展

从狭义上看,基层教学组织是指校院两级管理体制下由学校统筹设置、学院管理的一种基层教学组织,包含教学系、教研室等,一般是以学科或专业为依据设立。广义上的高校基层教学组织形式多样,还包括课程组、教学团队、实验中心等与教学科研活动直接相关的组织单位。在现代化智能技术的冲击下,学习时间、学习方式、教学方式、教研方式变得越来越灵活,使得过去侧重讲授为主的教学方式以及本校教师之间的备课模式呈现出跨学科、跨课程,甚至跨学校、跨行业、跨地域、混合式教学模式与虚拟教学研究模式的新面貌。为了更好地适应新时代教育改革的要求,推动教育质量的提升,各高校不断丰富和发展基层教学组织形式,多角度多层次开展基层教学组织改革活动。在众多改革模式中,跨学科和虚拟教研室两种新型基层教学组织脱颖而出,对产教融合型基层教学组织的建设有很好的启发。

(一) 学科交叉融合型基层教学组织

随着我国经济、生产方式及科技的发展,社会急需具备跨学科知识的交叉复合型人才,从而推动了跨学科教育的兴起。这种教育模式打破了传统学科限制,也打破了传统学科专业边界以及传统基层教学组织边界,通过跨学科专业的学习、教学与研究过程,培养具有多元知识结构和跨界能力的创新人才,因此构建创新型的学科交叉融合型基层教学组织是该类型人才培养的关键。对于产教融合、校企合作而言,通过促进知识的共享和资源的整合,将多个学科知识应用到实践中,科研人员可以更好地理解现实问题,发现新的应用场景和技术需求,最终,这种实践性的研究可以促进科研成果的

实际应用和社会效益的实现,推动社会进步和发展。跨学科合作可以更好地为科研成果的转化提供更广阔的空间和机会,跨学科实践经验也为科研成果的转化提供更有力的支持。该模式中,人员来自不同的学院和不同的学科,主要功能是建设跨学科课程、实施跨学科项目、开展跨学科联合毕业设计,这种模式能有效打破学院和专业之间的藩篱,建立起整体工程观、系统性思维的概念,更好地满足未来需要的复合型、创新型的跨学科人才培养的要求。总之,构建学科交叉的课程设置和教学团队,能够培养学生的实践和创新思维能力,为科研成果的市场推广和应用提供更广阔的人才资源与发展空间。

(二)虚拟教研室

2021年教育部高等教育司发布了《教育部高等教育司关于开展虚拟教研室试点建设工作的通知》,鼓励创新基层教学组织形式,将现代信息技术与教育教学深度融合,建设"智能+"时代时空交互的虚拟教研室,创新教研形态,实现动态开放,促进共建共享。2022年2月和6月,教育部先后公布了2批共657个虚拟教研室建设试点名单,全国高校虚拟教研室建设的启动,标志着我国高等教育在教学和科研组织形式上的一次重要创新。虚拟教研室是指来自不同学科、不同高校的教研工作者,基于一致的教育理念、相近的教研旨趣和共同的价值追求,以立德树人根本任务为轴心,以实体教研室运行机制创新为坐标,以虚拟化多元主体共聚、跨时空多重场域共存、数字化多方平台共建、便捷化多种资源共享、自觉性多维方式共振为准绳,在研究解决人才培养、课程思政、教学方式、教学资源、教师培训等共性或前瞻性问题上形成的具有高度自发性、自觉性、自主性和自律性的教师教学发展共同体和虚拟教研育人共同体。虚拟教研室是信息化时代新型基层教学组织建设的重要探索,其建设与发展已呈现出建设目标多样化("四新"专业建设类、课程群类、思政类、教研类、教改类、学业指导类、产教融合类、创新创业类等)、参与主体多元化(高校、企业、政府、科研院所、社会组织等单位)的趋势。

产教融合作为当前教育改革的重要方向,正日益受到广泛关注。虚拟教研室作为一种新型教学模式,与产教融合的理念相契合,教研活动开放、管理弹性大、可打破时间空间的限制,能建立有效的沟通机制,及时交流信息和解决问题,为培养应用型人才提供了新的途径。产教融合背景下,虚拟教研室通过整合产业与教育资源,搭建线上线下相结合的教学平台,以项目为纽带,将理论知识与实践技能相结合,培养学生的创新精神和实际操作能力,实现产学研用一体化。在这种模式下,企业、高校灵活、高效地参与人才培养,推动教育链、人才链与产业链的紧密对接,为我国高等教育改革注入了新的活力,有助于培养更多具备国际竞争力的优秀人才。

四、共建共享,全力提升基层教学组织的产教融合能力

深化校企合作,促进教师与企业互动,建立校企教师发展平台,强化教师培训与能力提升。设立企业教师专岗和产业教授岗,企业选聘科技创新人才、高技能人才和管理人才担任学校产业教授,学校要鼓励教师到企业兼任科技副总,推动企业科技创新和产业高质量发展。推动企业经营管理者、技术能手与学校专业管理者、骨干教师的双向交流。促进师资共建,共同培养人才,共建研发载体,开展科研项目合作。建设结构层次合理、工程素质强的产教融合型教师队伍。同时学校要加强与各领域龙头企业合作,为专业教师提供系统培训,以产业应用为导向,融入先进产业元素,有效提升教师的产教融合意识和实践教学能力,同时将产业前沿技术元素有机融入专业课程教学丰富教学内容,在教学与科研创新的基础上,实现教学链、科研链、产业链和创新链的深度融合。

第四节　生物医药产业学院开展师资队伍建设的探索与实践

生物医药产业的飞速发展对医药类高校的人才培养提出了新的使命与挑战,江苏海洋大学生物医药产业学院紧跟产业发展步伐,立足产业发展前沿,积极探索师资队伍建设的有效途径。只有打造一支既具备深厚理论知识,又掌握实践技能的高素质师资队伍,才能培养出适应生物医药产业需求的高质量应用型药学类专业人才。本节内容旨在阐述江苏海洋大学生物医药产业学院开展师资队伍建设的探索与实践,分享我们在构建与优化师资队伍过程中的经验与思考,为同行在师资队伍建设方面提供参考和启示。

一、产教融合双师型师资队伍建设对生物医药产业学院的重要性

一支与产业发展同步的高素质师资队伍，能够准确把握行业动态，将最新的科研成果和技术趋势融入教学之中，确保培养出的人才能够满足市场的实际需求。因此，产教融合双师型师资队伍建设对于生物医药产业学院而言具有不可替代的重要性，不仅关系到学院的教育教学质量，更是推动学院与产业协同发展、实现人才培养与市场需求无缝对接的关键。

产教融合双师型师资队伍建设是提升药学类专业人才培养质量的基础保障。双师型教师既具备深厚的理论知识，又拥有丰富的行业实践经验，能够将最新的产业技术和发展动态融入教学之中，使教学内容更加贴近产业实际。这样的师资队伍能够有效提高学生的实践能力和创新能力，培养出更加符合生物医药产业需求的高素质人才。双师型师资队伍建设还有助于推动学院的专业建设和课程改革，能够根据产业发展趋势，及时调整专业设置和课程内容，确保教育供给与产业需求的有效匹配，从而提高教育的针对性和实效性。同时，双师型师资队伍建设是提高学生就业竞争力的关键。双师型教师能够根据产业发展需求，对学生进行有针对性的职业技能培训，帮助学生掌握实际工作中所需的专业技能和职业素养。这样的培养模式能够显著提升学生的就业竞争力，使学生能够在毕业后迅速适应职场环境，成为生物医药产业的中坚力量。

师资队伍建设也是促进产学研深度融合的纽带。生物医药产业学院作为连接学术界与产业界的桥梁，其师资队伍的建设不仅关系到教学和科研的质量，更是科研成果转化和产业技术迭代的关键所在。通过与企业的深度合作，学院得以引入经验丰富的行业专家和技术骨干，他们参与教学与科研活动，为学术注入实战智慧；同时，学院教师也有机会被派驻企业，进行实地锻炼，从而构建起一座校企沟通的坚实桥梁，加速推动科研成果的转化和产业技术的升级。这样一支融合学术深度与实践广度的师资团队，能够高效推动产学研各方的协同合作，实现教育链、人才链、产业链、创新链的紧密对接，营造资源共享、互利共赢的良性循环局面。

总之，产教融合双师型师资队伍建设对于生物医药产业学院来说，是实现教育现代化、提升人才培养质量、促进产业发展的多赢之举。它不仅能够

为学院带来持续的教育创新和发展动力,更能够为生物医药产业的繁荣和进步提供坚实的人才支撑。因此,加强双师型师资队伍建设,是生物医药产业学院不可忽视的重要任务。

二、生物医药产业学院开展师资队伍建设的创新举措

(一)建立校企师资共建共享机制,打造双师型师资队伍

采用人才引进、挂职培养、聘用企业导师等方式,打造高水平师资队伍。校企双方通过签订合作协议建立完备的"企业轮训—教师更岗"双向流动的人才共享机制。协议规定学院为企业做好各类人才培养、技术咨询和技术培训等工作,并根据企业要求,选派学院专任教师到恒瑞医药进行跟岗和轮训,深度参与企业的生产管理并进行技术指导。恒瑞医药等药企选派经验丰富的技术骨干和管理骨干担任兼职教师,结合产业研发生产现状为专业设置、人才培养、学生知识结构等提出建设性意见,并提供校外实习实训基地,助力培养面向产业需求的新型应用型人才。以人才培养和生产研发为纽带,促进学院专任教学骨干与企业技术和管理骨干的双向交流合作,进一步激发及释放校企人力资源效能。

(二)注重师资队伍实践教学能力,提升教育教学成效

落实"课程负责人+教学团队"制度,产业教授担任课程负责人,打造高水平教学团队;实施传帮带工程,开展示范公开课和青年教师授课比赛,对兼职教师、青年教师开展多种形式的实践教学技能培训,提升实践教学能力和水平。学院专任教师定期到恒瑞医药股份有限公司开展企业研修和挂职锻炼,丰富工程实践经验。学院专任教师与企业兼职教师定期开展经验交流座谈会,就人才培养、产业需求和科技研发进行深入交流,进一步提升教师队伍的实践教学能力。学院成立学院教学委员会和督导组,加强实践教学质量监控。学院将兼职教师纳入实践教学质量评价考核体系,及时掌握兼职教师的教学水平、教学效果和教学任务完成情况等,并将考核结果作为聘用的重要依据。

（三）推行本科生导师制，组建教学科研综合团队

推行本科生导师制，本科生跟随导师进入相关团队，在团队教师指导下，参与相关科研训练。所有学科基础课、专业必修课和部分系列的专业选修课授课任务分配给具体教学团队。团队组织科研、教研、专业建设、课程与教材建设、教师职业生涯发展、学生论文指导和创新创业能力提升、学科竞赛等活动。在每个科研教学团队内部，再组建若干课程小组，承担专业选修课的授课任务。这些举措缓解了教学、科研分离，学生和教师联系少、学习盲目性大的问题，取得了良好效果。

（四）创新基层教学组织建设，助力人才培养新飞跃

生物医药产业学院还注重基层教学组织建设，推出了一系列具有创新性和特色的教学改革举措。学院坚持以学生发展为核心，以实际成效为检验标准，创新性地设立了多元化、开放式的跨学科教研平台，鼓励教师跨专业、跨领域合作，精心打造了一支由学术精英、行业专家和企业技术骨干组成的多学科教学团队；推行模块化教学体系，打破传统学科界限，将生物技术、医药研发、临床试验等产业热点内容融入课程模块，确保教学活动与生物医药产业的动态同步。在这种跨专业合作模式下，促进了生物学、医学、工程学等多学科教师的交流与合作，教师们能够共同开发综合性课程，探索新的教学方法，如案例教学、翻转课堂等，极大地丰富了教学手段，提升了教学效果。

第六章

产教融合型药学人才培养的实践平台建设

第一节　产教融合实践平台的建设现状

产教融合实践平台,作为高校与行业企业共同构建的人才培养平台,不仅是理论与实践融合的关键载体和坚实支柱,更是加速培育高层次应用型专业人才的核心保障措施。通过汇聚行业内的优质实践资源,为学生提供在真实工作环境中进行专业实践教学活动的宝贵机会。伴随高等教育的大众化和深入发展,众多高校为保障其人才培养、专业建设与区域经济社会发展的同步,正积极探索并深化产教融合,打造实用性强、效率高的实践教学平台,旨在促进学生、高校与企业之间的多赢合作。在高校转型升级的浪潮中,实践教学在人才培养体系中的地位和作用愈发显著,成为推动教育链与产业链紧密对接的关键环节。

一、产教融合实践平台建设的意义

在人才培养过程中,产教融合实践平台为学生提供了实践学习的机会,使学生能够更好地将理论知识应用于实践,有效地将课堂知识转化为实际应用,从而培养和强化学生的实践能力和问题解决能力。校企合作共同确定实训项目,共同开发实践教学课程,共同实施实训教学,打造理论与实践相结合的一体化教学环境,将专业知识与生产过程相融合,将企业要素与教学要素有机融合,实现育人的无缝对接,让学生在真实的生产环境中提升专业技能和理论素养。同时学生可以与企业员工互动交流,深入了解工作环境和职业要求,进而提升职业素养和就业竞争力。通过与产业界的合作,产教融合平台可以为学生提供更多的实习和就业机会,拓宽学生的就业渠道,

提高就业率和就业质量。

产教融合实践平台的建设对于学生培养的重要性不言而喻,其对产业发展和社会进步也具有深远影响。对于产业发展,产教融合基地不仅是一个技术创新平台,也是企业吸引高素质人才、增强竞争力的源泉。通过与高校的合作,企业能够共同研发新技术、新产品,推动产业技术革新和升级,同时加强产业链各环节的协同配合,实现资源共享和互利共赢。

对社会进步而言,产教融合平台通过促进企业技术创新和产业升级,有利于提升整体产业水平,推动经济发展和社会进步。它还促进了企业与高校的深度合作,实现了资源共享和优势互补,加强了社会各界的合作与交流,推动了社会的和谐发展。同时,产教融合基地为学生提供了创新创业的平台,培养了一大批具有创新精神和实践能力的创新创业人才,为社会的创新和发展注入了新的活力。

二、产教融合实践平台的类型

高校与企业共同建设实践平台,是产教融合、校企合作中最为常见的模式。该模式下校、企在校内或企业共同建设实训基地,共同组建联合攻关实验室、教学科研基地和工程技术中心等,共同完成实践授课和实训项目,还可实现在教学、科研、技术方面的深度融合。目前我国很多高校与企业建立了实践基地,形式多样,高校主要提供人才、设备等,企业主要提供资金和技术支持。

(一)共建校内实验中心

校企共建实验教学中心和实训基地,是目前在探索校企合作中资源共享、实现合作共赢的最有效、直接的途径,有助于技术技能积累和深化校企合作。基地以企业生产项目为依托,为学校人才培养和企业技术开发提供新途径,充分发挥了学校的人力资源和科研资源优势。对学生而言,这些基地提供了实习实训的仿真环境;对企业和教师而言,其为企业开展技术服务、技术改造和产品升级等应用工作提供支持,也提升了教师的实践应用能力。目前,高校在校内大多建有实习实训基地,为应用型人才培养提供了很好的实践训练条件。

（二）共建校外实习实训基地

随着市场对人才需求条件的提升,现有的校内实训基地设施、人才、资源、资金等各方要素已经很难满足企业和学生的需求。为满足市场的需求、各个年级的教学需求以及学生的培养需求,各高校纷纷开展"访企拓岗"等活动,寻求直接在校外企业内部建立实践基地,或者在校外适当的场地联合建设新的实习基地,以此利用校外企业的先进设备和技术,让更多的大学生能够在校外接受完整生产流程的实习、实训,在企业生产的完整链条中提升综合素质,共同探索校企联合培养应用技术型人才的新模式。学生在真实的企业环境中参与校外实践基地的学习和培训,不仅提升了实践能力,而且为他们将来步入社会奠定了扎实的基础。

（三）共建产学研基地

产学研实践教学基地是由高校与企事业单位在互利互惠、资源共享、共同发展的基础上,通过校企协同创新构建起来的集教学、科研、生产等为一体的创新型人才培养平台,是推进产学研合作教育、培养创新应用型人才的有效途径。高校与企业共同组建产学研基地,就企业发展中所需的产品研发、技术攻关进行深度合作,让优秀学生参与产品研发过程,这样既可以锻炼学生动手操作能力,又为企业训练了一大批具有创新思维、娴熟技术的员工,还能促进学校科研成果的转化,实现企业、高校的深度融合。

（四）联合共建产业学院

2020年教育部办公厅、工业和信息化部办公厅联合发布《现代产业学院建设指南（试行）》,强调培养适应和引领现代产业发展的高素质应用型、复合型、创新型人才,是高等教育支撑经济高质量发展的必然要求,是推动高校分类发展、特色发展的重要举措。现代产业学院的建设目标是以服务和引领区域或地方产业发展为宗旨,一方面不断优化相关学科专业结构,培养适应和引领现代产业发展的卓越工程师,成为高素质、应用型、复合型、创新型人才培养基地;另一方面持续开展产业技术改造和新技术的研究,促进科研成果转化和转移,推动现有产业转型、改造和升级以及促进新产业的形成,成为成果转化基地、推动产业发展基地和新产业孵化基地。这种模式下,企业与高校合作,企业提出人才需求,高校针对需求进行教材调整和人才锻炼,让教育走出象牙塔,让企业走入学校,将知识转化为生产力,让教育适应产业发展,推动产业进步。

(五)联合共建产教融合基地

"十四五"期间,我国优先考虑在先进制造、新能源、新材料、生物技术、人工智能等领域,建设100个高水平、专业化、开放型产教融合实训基地。江苏省于2023年组织开展了省级产教融合重点基地立项建设工作,在全省本科高校中遴选建设一批省级产教融合重点基地,更好地服务高等教育强省建设,为全面推进中国式现代化江苏新实践提供有力支撑。目前,许多高校已经与企业共建产教融合基地,2023年江苏省共立项53个产教融合重点基地建设点,这些基地围绕"专业共建、产教融合,资源共享、合作共赢"的建设思路,开展产教融合协同育人模式改革,通过校企双向赋能、课程体系和实践项目优化、契合企业实际生产的创新创业平台重构,不仅有效锻炼了学生的动手操作能力,还培养了具有创新思维和娴熟技术的员工,促进了学校科研成果的转化,推动了地方产业集群高质量发展。

三、产教融合实践平台建设存在的问题

(一)校企双方侧重点不一致

企业的运营侧重经济效益,而高校在培养人才的基础上,侧重于理论研究、技术创新,且研究人员主要是由教师和学生组成,与企业进行实践平台整合存在困难。在资金投入和成果转化层面,实践平台建设的资金投入主体不明确,高校申报、授权的专利数量虽然逐年递增,但有效专利转化率较低,这显示出高校的研究方向与企业的研究方向存在一定程度的脱节。企业倾向于将研究成果快速转化为产品,以通过更先进的技术获得更高的回报,并追求快速的技术迭代以保持竞争优势。由于各主体间目标不同,且缺乏有效的沟通和合作机制,这在一定程度上影响了高校与企业之间的成果转化合作。

(二)平台管理模式不健全

校企双主体形成深度协作、良性循环的长效机制困难较多,主要体现在以下方面:一是实习实践基地的管理制度有待进一步完善,学校与实践基地

在指导思想、合作理念、职责分担等方面没有协商一致,可持续的长效合作机制尚未真正形成,因此很难达成互利共赢的局面,从而也会对学生的实习实践质量产生影响。二是考核评价机制有进一步优化的空间,部分平台考核手段单一,考核指标随意性强,没有建立科学有效的绩效考核指标体系,在考核评价方式方面进行探索的平台不多。三是沟通协调机制的运行还需进一步通畅,目前各主体在侧重点上存在一定差异,导致日常管理、业务培训等非正式沟通的渠道不够畅通,不同专业建立各自的实习实践基地,可能导致资源的重复投入。

(三) 实践设备和场地不足

实践设备和场地不足是平台建设普遍存在的问题。首先,实践设备不足。理工科专业实践需要使用各种各样的设备,然而,由于资金的限制,实践基地往往无法购置足够的生产相关设备来支持学生实践活动。其次,场地不足。理工科专业实践需要一定的空间来进行设备陈放、实践操作等,然而,实践基地往往面临场地有限的问题,不足以满足学生的实践需求。这导致学生在实践活动中受到了限制,无法进行大规模的实验和操作,限制了他们的实践能力的培养。此外,实践设备和场地的更新和维护也面临一定的困难。仪器设备和实验室设施的更新换代速度较快,需要定期进行维护和更新以保持其正常运转和适应新的实践需求。然而,由于资金和人力资源的限制,实践基地往往无法及时进行设备的更新和维护,导致设备老化和性能下降,影响了学生的实践体验和能力培养。

(四) 实践教师队伍薄弱

在实践基地开展人才培养过程中,实践导师的作用不言而喻,他们在很大程度上决定了人才培养的质量和成效。当前,在师资队伍的建设过程中,面临着一个显著问题——具备相关专业实践经验的教师数量不足,导致学生在现场一线的实践能力得不到有效培养。尽管校企合作模式下的企业技术人员被聘为实践导师以补充实践教学力量,但他们在教学方式和方法上的多样性不足,往往缺乏系统的教学经验。此外,由于企业技术人员的教学时间受到工作限制,这在一定程度上影响了实践教学的效果,成为制约实践基地建设的关键因素。因此,加强实践导师队伍建设,也是提高实践基地人才培养质量的关键所在。

第二节 产教融合实践平台的建设路径

在当今社会经济快速发展的背景下,产教融合已成为高等教育改革的重要方向。实践平台作为连接高校与企业的重要桥梁,可有效推动教学、科研和生产的有机结合,其建设路径的探索对于推动人才培养模式创新、提升教育质量具有重要意义。国家对大学生实践课程的重视为实践平台的建设提供了发展机遇。在这样的背景下,对产教融合实践平台建设路径的探索显得尤为迫切和重要。针对当前实践平台建设中存在的问题,通过文献查阅,综合各方研究的观点,笔者提出以下几条针对性的建设策略。

一、完善实践教学平台运行机制

一是管理机制。管理机制是校企合作实践基地运行的基础,主要职责包括基地的规划、日常运营和效果评估。成立由校企双方高层管理人员和项目负责人组成的管理委员会,可确保双方能在战略层面进行有效沟通与决策。委员会应定期召开会议,讨论平台运营状况、解决合作过程中出现的问题、规划未来发展路径。此外,还需建立一套清晰的规章制度,明确双方的责任、权利和义务,以及基地的运营流程,确保合作顺畅进行。

二是教学机制。实践教学是高等教育的重要教学环节之一,实践平台为学生完成实习实训、毕业设计(论文)等实践教学活动提供了必要条件,其高质量建设是确保实践教学质量的基石。高校与企业通过不断探索形成一系列具有针对性的校企合作实践教学模式、共同构建实习实训体系,形成高校教育教学融入行业企业研发与生产过程、行业企业全面参与高校人才培养过程的深度合作机制,创新高校与行业企业资源共享、互利共赢的长效机制,推动高校实践教学活动的制度化和规范化。

三是评价机制。评价机制是衡量合作成效、优化教学过程、促进持续改进的关键。多元化评价体系应包含:学生实践能力评价——通过实习报告、技能测试、项目展示等形式,评估学生的实践操作能力、问题解决能力和团队协作能力。企业满意度调查——定期向企业合作伙伴发放问卷,收集对学生实践表现、基地服务、合作效果等方面的反馈,及时调整合作策略。项目成果评估——对基地承接或参与的科研项目、技术创新项目进行绩效评估，包括经济效益、社会效益、技术进步等多个维度。

四是激励机制。激发参与者的积极性和创造性，确保合作项目的长期活力和成效。具体措施包括：表彰奖励——对在实践教学、项目研发、技术创新等方面表现突出的学生、教师及企业导师给予一定奖励或荣誉表彰，增强他们的成就感和社会认可度。职业发展机会——为优秀学生提供实习转正、优先录用的机会；为教师和企业导师提供职业晋升、技术交流、海外研修等机会，促进个人职业成长。创新激励——设立创新基金或竞赛，鼓励学生和教职员工参与科研创新，对优秀成果给予资金支持或专利申请指导，激发创新潜能。

通过上述机制的建立与完善，不仅能够有效促进实践平台的建设，更有利于培养出更符合市场需求的高素质人才，实现教育与产业的深度融合，为产业发展贡献力量。

二、丰富实践平台实践教学活动形式

一是合作开展实践教学。实践教学是实践平台的核心功能，应制定教学相关机制，完善与企业实际需求紧密对接的课程体系和课程开发，基于企业岗位需求分析，双方共同设计实践性强的教学内容，如案例分析、项目式学习等，确保学生所学与企业所需高度匹配，提升学生的实践能力和就业竞争力。完善双导师制，实施校内教师与企业导师相结合的双轨教学模式。校内教师负责传授理论知识，企业导师则提供行业视角和实战经验，通过共同指导，让学生在理论与实践之间架起桥梁，提升学生的实践能力和就业竞争力。

二是合作参加学科竞赛。学科竞赛是提升学生实践能力的重要方式，在促进学科建设和课程改革，引导高校在教学改革中注重学生创新能力、理论联系实际能力、动手能力培养等诸多方面有极大的推动作用。依托实践基地建设，构建学科竞赛驱动的创新实践培养新体系，强化学生实践创新能力，提升学科竞赛竞争力。在整个竞赛准备过程中，学生组建竞赛团队，学校教师和企业技术人员全程指导，既为师生提供了仿真环境，提高了学生实践创新能力，又开辟了创新能力培养和校企协同合作培养的新途径。

三是合作开展创新创业培训。当前，为了培养学生的创新精神和创业实践能力,很多高校人才培养方案中都包括创新创业学分,但有些学生对此感到困惑,创新创业教育实践基地的建设就显得非常必要。依托创新创业教育实践基地的建设,可把创新创业类课程的实践教学纳入各专业人才培养方案中;并可邀请企业专家担任学业导师,为学生提供创新创业的宣传和培训,指导学生参加各级各类专业模拟大赛、创办小微企业以及促进科技发明,树立以学生为本的理念,加强管理,科学高效地服务于学生的创新创业能力培养。

三、完善实践教学质量保障机制

一是加大实践教学考核力度。受资金、师资、场地等不足的影响,传统的理论教学方式在高校还占有很大比重,部分高校的实践教学质量需要进一步提升。在硬件条件暂时无法大幅度改变的情况下,高校就需要不断提升实践教学教师的实践教学水平,对实践教学过程进行持续监督,为实践教学水平的不断提高提供外在动力。在考核过程中,应改进学生成绩评价方式,对学生在实习过程中的表现严格打分,重视实践教学成绩的综合评价,充分调动学生实习的积极性。

二是增强与实习企业的沟通和联系。2019 年 7 月,教育部印发《教育部关于加强和规范普通本科高校实习管理工作的意见》,要求加强和规范高校实习管理,进一步提高实习质量。大学生在企业进行认知实习、生产实习、毕业实习已经成为常态,尤其是在毕业年级到企业开展的一段较长时间的毕业实习,高校要加强对毕业生在实习实训单位的工作环境及实习水平的掌握,对用人单位的实习强度要深入了解和探讨,对第三方评价机构要深入沟通及对毕业生进行满意度调查等,避免出现实习走过场、弄虚作假的现象。

第三节 药学类产教融合实践基地建设的探索与实践

建设产教融合基地,是地方高校向应用型转型发展的应势之举。为积极响应国家"引导一批普通本科高校向应用技术型高校转型"的战略部署,2023 年江苏海洋大学药学院积极与地方行业企业开展校企合作,建设海洋生物医药产教融合基地，对接开发区"中华药港"建设，以连云港医药产业发展对高端医药产业人才的需求为导向，促进连云港生物医药产业快速发展，变革人才培养模式，为医药企业提供高素质应用型、复合型、创新型人才，支撑地方医药产业发展。依托海洋生物医药产教融合基地建设，校企联合推进实践教学、资源建设、人才培养、创新创业、职业指导等工作，为地方医药产业输送了一大批应用型人才，推动"应用型"办学特色更加凸显。

一、构建产教融合基地长效运行机制

产教融合基地设有管理委员会，会定期举行工作会议，研究讨论基地改革发展方向、专业规划、课程与教材建设、教学设计、案例开发、实习实践等人才培养环节，构建了科学高效、保障有力的产教融合长效机制。基地管理委员会不断完善内部管理制度，牵头制定《产教融合基地建设与管理办法》等文件，为基地建设提供组织、政策保障。基地通过建设校外实践教育基地和校内实践教育中心（1＋1模式，图6-1），共建产教融合型课程，打造应用型师资队伍，共享多种类型实践场所，持续更新各种先进仪器设备，营造真实的生产、研发环境。基地支持校企产教深度融合，鼓励科学研究服务企业需求，从企业技术研发及产品开发过程中挖掘科研项目或实践课题，引导学生积极参与，提升学生实践动手能力，培养学生岗位适应能力和社会竞争能力。

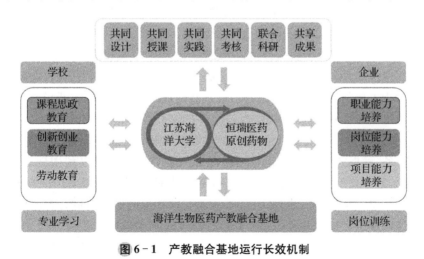

图6-1　产教融合基地运行长效机制

二、加强产教融合基地的师资队伍建设

产教融合基地注重打造满足教学与科研需要、具有较高理论水平和较强工程能力的"双师型"专兼职教师队伍。引进企业高级研发管理人员作为专职教师；选派校内教师赴企业挂职锻炼，增强专任教师的工程实践能力；聘请企业一线高技能人才加入兼职教师行列。对校内专任教师而言，定期到恒瑞医药开展企业研修和挂职锻炼，丰富工程实践经验。对企业教师而言，实施传帮带工程，开展示范公开课和青年教师授课比赛，对兼职教师开展多种形式的实践教学技能培训，提升其实践教学能力和水平。通过这些举措，江苏海洋大学海洋生物医药产教融合基地建立了具有较高师德修养和较强技术实力的专兼结合型教师队伍，并通过合作基地兼职教师和学校专任教师的双向交流提升师资队伍的教育教学能力和工程实践经验，为产教融合基地的"教育教学、实习实践、科技研发、成果转化、社会服务"功能奠定了坚实基础。

三、增加资金投入，共建共享实习实训平台

基于"协同创新、开放共享"的建设理念，整合校企双方人才、设备、技术、场地等优势资源，共建产业学院、产业创新中心、工程研究中心等多样化的实践场所。恒瑞医药和原创药物在中华药港园区拥有新药研发和中试平台6 000余平方米，配备了规格齐全、功能完备的基础设施和条件。学校与企业签订实践基地使用协议，确保学生能够充分利用企业的实践资源和设备。学校和相关部门加大对实践基地的资金支持，用于购置新的实践设备，学校还可通过扩建实践场地，为学生提供更多的实践空间，以满足学生的实践需求。同时学校应建立健全的设备维护和更新机制，定期检修设备，及时更新老化设备，确保实践设备的正常运转和性能提升。学校可以利用现有的校内资源，如闲置的教室、实验室等，进行改造和配置，以扩充实践场所的数量和规模。建立合理的实践时间安排，合理安排学生的实践时间，避免实践基地的过度使用和排队现象，提高学生的实践效率和体验。积极与药企建立合作关系，共同开展实践项目和研究合作，通过与企业的深度合作，借助企业的实践设备和场地资源，为学生提供更好的实践条件。

四、强化产教融合基地教学资源建设

（一）共建产教融合型教学资源

实施"课程负责人＋教学团队"制度，积极与企业开展教学研究与改革活动。以"产业引领、明确标准、拓宽基础、注重实践、突出个性"为指引，按照企业技术需求、研发目标、质量标准修订课程目标、更新课程内容，编写实训教材、指导毕业论文，实现教学过程模块化、案例化和项目化。企业兼职教师和学校教师共同授课，共同制定教案。江苏海洋大学海洋生物医药产教融合基地教师团队共建了药物分析、药物化学、工业药剂学、制药过程安全与环保、药品质量管理工程、天然药物化学、制药工艺学、药企实训等15门产教融合课程，其中药物分析课程荣获江苏省一流课程；出版《药物分析教学研究》《靶向抗肿瘤药物》《天然药物化学》《药物化学实验》《药物合成反应实验》等教材和教研专著，其中《靶向抗肿瘤药物》《天然药物化学》入选江苏省重点教材。"海洋强国背景下海洋中药研究现状与开发利用思路"获教育部主题案例立项，"基于靶点结构的虚拟筛选及其应用案例""药品注册——以恒瑞医药注射用甲苯磺酸瑞马唑仑为例"入选全国药学专业学位优秀教学案例。

（二）创新产教融合实践教学项目

校企双方共同设计构建基本技能实验项目、专业技能实验项目、综合性实验项目、设计性实验项目四层次递进式实践教学模块；依托与恒瑞医药、江苏原创药物共建的产教融合基地，开设综合类实验项目，学生在基地完成各类实习实践、认知实习、生产实习、毕业实习与毕业论文等环节。毕业设计（论文）课题采用校企双导师制度，共同指导学生毕业论文。依托企业生产车间、工程中心搭建工程化应用平台，引导本科生参与各类项目，培养学生岗位适应能力和社会竞争能力，显著增强学生的动手能力和创新意识，取得了一大批标志性成果。如每年申报服务于企业需求的大学生创新创业项目15项以上、获得江苏省优秀本科毕业设计（论文）一等奖、获第十三届"挑战杯"中国大学生创业计划竞赛铜奖等。

五、依托产教融合基地开展创新创业教育

优化产教融合创新创业实践体系。基地实施产教融合应用型人才培养模式,积极构建"教学—平台—实训—竞赛"多层次立体式的创新创业教育体系。海洋生物医药产教融合基地的建立,从提高专业建设、教学水平以及增强学生创新实践能力等多个方面推动了创新创业教育体系的优化。通过整合校企双方人才、设备、技术、场地等优势资源,共建实验室、工程技术研发中心平台和实习实训基地等,形成产教融合、层层递进的创新创业实践平台,满足学生不同层次创新创业实践需求。

组建专兼结合创新创业导师队伍。一方面,注重在校内遴选出学科专业实力雄厚、具有创新创业实践经验、创新能力强的教师,担任创新创业导师;另一方面,注重从企业中遴选出精英,担任兼职的创新创业导师。通过加强校内、校外导师合作机制,实现资源共享、协同育人,提高创新创业教育效果。通过建立多层次、立体化的创新创业教育体系,完善创新创业实践平台和导师队伍,深化劳动教育,引导本科生参与各类创新创业项目和比赛,努力培养更多具有创新能力和创业精神的人才。

六、注重产教融合基地的科技创新成果转化建设

产教融合基地在开展应用型人才培养过程中,形成了一套产学研成果转化机制,帮助学生和科研人员更好地发挥自己的创新潜力,积极促进科技成果的转化,加速生物医药产业的发展。学校与药企开展共建多种形式的科研合作转化平台,如联合申报产业创新中心、研究生工作站、高价值专利培育示范中心等,同时,依托学校建设的国家级科技企业孵化器、高校学生科技创业实习基地、江苏省大众创业万众创新示范基地等双创平台,创造技术创新和产业转化的良好生态环境,为校企科研成果转化提供专业化服务。

探索创新科研评价制度改革。产教融合基地改革了以发表论文、申请专利等为主要评价指标的传统科研评价制度,重视科研成果的实际应用和转化价值,探索建立更加综合、科学的评价制度,将科研成果的实际应用和转化价值作为考核指标,鼓励科研人员将科研成果转化为实际的生产力,推动科技成果的转化和产业发展。近年来,基地科研团队已经取得了一系列

标志性的成果,如基地教师自主研发成果"开发限制性内切酶等医疗诊断用酶",创立江苏愚公生命科技有限公司;获批2个国家3类医疗器械批文,并实现了产业化应用。

综上,在产教融合实践基地建设的探索与实践中,学院紧紧围绕人才培养、师资队伍、实习实训、教学资源、创新创业教育及科技成果转化等方面展开,通过构建长效运行机制确保基地的稳定发展;通过加强师资队伍建设提升了实践教学质量;通过增加资金投入、共建共享实习实训平台,为学生提供更多实践操作的机会;通过强化教学资源建设,丰富了实践教学内容;依托基地开展创新创业教育,培养学生的创新精神和创业能力;注重科技创新成果的转化,促进了产学研用的深度融合。总体来看,这些措施有效提升了产教融合实践基地的建设水平,为培养高素质药学人才奠定了坚实基础。

第七章

产教融合型药学人才培养的思政育人探索

第一节　产教融合背景下药学人才培养思政育人工作机制建设研究

药品是预防、治疗人类疾病,维护生命健康安全的物质。药品的这种生命相关属性决定了药学类人才培养的特殊性。药学专业学生作为未来药物研发的主力军,承担着药品研发、生产和监管责任,是建设国家药学事业的重要力量。目前,高校对药学专业学生专业知识和科研能力的培养很重视,但政治思想教育相对有所欠缺。如何更好地将药学专业学生培养成社会主义药学事业的可靠接班人,除了要培养扎实的专业知识和科研能力,还须重视其思想政治教育。在产教融合模式下进一步加强思政教育,在实践中培养学生的社会责任感和职业道德、树立正确的价值观和职业观,对提高药学人才培养质量以及对未来进一步提高药品质量、保障人民用药安全具有重要的现实意义。

一、药学专业人才思政教育现状

(一) 思政教育重视程度不够

部分高校教师认为大学生思想成熟,只需要进行日常生活管理、学业管理即可,思政教育重视程度不够。此外,"课堂教学"作为思政育人的主渠道,部分专业课任课教师认为学校已经开设专门的思想政治课,专业课和思政课分工明确、各司其职就行;有些任课教师认为思政教育工作是思政专业教师和辅导员应该承担的工作,自己只需专注完成传授药学相关专业知识。

对课程思政理念意识上的淡薄,导致思想上不重视,在专业课中引入课程思政动力不足,限制了课程思政的建设与发展。

(二) 思政教育机制不健全

高校教育需要不断创新的管理体系,思政教育工作也需要一套完善的运行机制。在目前的本科教育中,部分高校没有建立健全的思想政治教育机制和管理机制,思政教育教师队伍建设也不完善,教师在进行思政教育的过程中缺乏相应的依据标准,也缺乏必要的奖惩措施和激励考核机制。另外,一些医药类高校思政教育形式和考核标准单一,课堂灌输和课后考卷的教育形式较为普遍。对于一些高校的任课教师、辅导员而言,思政教育分工不明确,没有形成育人合力,缺乏互动与沟通,需要探索合适的思政教育体系来适应新时代思政教育的要求。

(三) 药学专业特殊性导致实施难度大

不同的学科具有不同的特色,开展思政教育的方式不尽相同,思政建设难易程度也有差别。相比较而言,人文社科类学科研究内容由于与政治、经济、文化联系更紧密,授课教师的人文素养、思政素养整体情况较好,更适合引入思政教育,学生也更容易在潜移默化中接受思政教育熏陶。而以实验研究为主的药学学科,学生的专业课程教学更侧重应用性和前沿性,专业课程中融入思政元素的难度较大;药学专业授课教师一般都具有深厚的专业理论知识,但往往缺乏深厚的政治素养,必须先通过有意识的学习,然后对专业课程进行深入思考,才能在课堂上自然地呈现思政元素,因此药学专业课程思政对教师提出了更高的要求。如何将思政教育元素有机融入教育教学中,还有较大的探索空间。

二、产教融合型药学人才思政教育的建设途径

(一) 完善思政教育工作机制,加强教师党支部建设

完善思政教育工作机制在各高校多元管理体系实施和思政教学改革中处于重要地位,可以有效规避各种"源头性"问题和疏漏。为了更好地开展思政教育,学院制定了思政教育工作方案,加强制度建设,加强组织领导,加

强检查评估,加强政策激励。辅导员是学院思想政治教育的重要成员,学院对辅导员进行定期培训,要求其把握学生的思想状况,全面关心学生成长,同时加强自身思政理论学习,将专业教育与思政教育有机融合,当好学生的学业导师和人生导师。同时,学院为每个班级配备班主任,鼓励专业课教师担任本科班级学生班主任,在职称晋升、评优评先等方面给予政策上的支持。班主任协助辅导员完成学生党建、团学组织建设、思想政治教育、心理健康教育等工作。此外,学院层面统筹协调各方资源,切实保障各项投入,为做好学生思想政治教育工作积极创造条件;定期对思政教育工作进行检查、评估,及时总结经验、表彰先进、发现问题、强化措施,不断提高思想政治教育工作的质量和水平。

高校党支部是教育、管理、监督和服务师生党员的基本单位,高校党支部建设在思政育人中发挥着关键作用。通过加强政治引领、提供组织保障、实施思想教育、发挥榜样示范、整合资源、推动创新以及监督评价,党支部为思政育人提供了全方位的支持。高校党支部建设与思政育人工作之间存在着密切的内在联系和相互促进、相互支持的关系。高校教工支部党建工作的主要对象是教工党员,在建设过程中需要不断培养优秀的人才,完善基层党组织建设,更好地发挥教工党员教书育人的作用。这种建设不仅确保了党的教育方针在高校中的全面贯彻,还帮助师生树立正确的世界观、人生观和价值观,为培养合格的社会主义建设者和接班人提供了坚实的政治和组织保障。

(二)深化课程思政改革,发挥课堂教学主渠道作用

思政课程和课程思政是落实立德树人根本任务的关键环节,在人才培养中发挥着不可替代的重要作用。在人才培养过程中,应加强学生课程思政建设,创新课程思政教学模式,充分发挥好课堂教学主渠道作用。根据学科专业及课程的特点,以系统专业的教学内容、启迪思想的教学方式、积极挖掘的专业课思政元素,打造思政精品课程,构建药学思政案例库;同时积极创新课程思政模式,结合"对分课堂""雨课堂""青年大讲堂"等工具平台助力课程思政教学改革,调动学生自主学习积极性,引导学生树立正确的世界观、人生观、价值观,为高水平创新型医药人才培养赋能增效。

(三)丰富思政教育实施形式,提升思政育人效果

注重本科生自主学习和创新探索能力的提升,在思想政治素质培养过程中,充分调动和发挥学生自我教育的积极性、主动性和创造性,不拘泥于特定形式,拓展思政教育途径,在"润物细无声"中提高思想政治素质。例如,针对学生党支部建设,为了更有效地提升党员教育,学院积极探索适合药学的组织生活形式,将党员教育与学业教育相结合,与实际需求相结合,使党支部的建设更有针对性。同时,加强骨干培养,发挥榜样的引领带动作用,鼓励优秀学生担任本科生班主任助理,引导他们在参与育人过程中加强自我教育。此外,通过定时举办"开学第一课""药学大讲堂"等活动,将敬畏生命、科学严谨、诚信感恩等价值取向融入药学学生的使命感和责任心培养中,在拓宽学生专业视野的同时,增强学生的职业道德理念。

(四) 针对药学人才培养的"科研思政"理念的实践

创新能力的培养、科研素养的提高也是大学生能力培养中很重要的一部分,可通过参与导师的科学研究,培养大学生的科学精神、创新能力、实践能力,潜移默化地引导学生关注和关心自己所从事的工作对社会的价值和意义,发挥高校科研活动的思政功能,实现科研与思政并进。

1. 学术诚信建设的思政教育实践

学术诚信是指人们在科学研究及相关学术活动中,坚持诚实性和真实性原则。目前学术界常用"学术不端"来概括学术诚信方面出现的问题。近年来,国内高校学术不端现象日趋严重,撤稿、图片误用等事件频频曝光。为了加强本院药学学生的科研诚信教育,学院结合自身实际,建立了相应的科研诚信管理办法,包括建立规章制度、明确管理责任、完善内部监督、加强预防教育等。此外,学院也摸索开展了多途径、多形式的学术诚信思政教育,如在新生入学的开学第一课中开展科研诚信教育,让同学们深刻明白学术道德规范的重要性,树立求真务实的科学精神和严谨自律的科学道德,踏踏实实走好科研路;通过加强科研诚信教学中的课程思政建设,在开设的《论文写作指导》课程中融入科研诚信教学内容,传递诚信科研的价值取向,在专业课授课过程中结合领域内相关案例,如轰动全球的日本小宝方晴子万能干细胞造假事件,讲述学术不端行为对个人、对国家、对社会产生的不良影响,引导学生构建自身科研诚信认知体系;充分发挥导师在教育中的学术引领作用,在日常科研工作中,加强导师队伍建设,以身作则,向学生传递科研工作中应具备的严谨踏实、恪守诚信的工作作风,通过导师个人的科研诚信和严格遵守学术规范的行为,帮助学生塑造良好的科研诚信和学术规范素养。

2. 科研伦理教育的思政教育实践

科研伦理是近几十年来在西方兴起的应用伦理学的新分支,试图对科学研究的伦理原则、规范与问题给予说明和探讨。药学是与人类健康息息相关的重要学科,药学专业本身具有强烈的伦理属性,药学研究不可脱离其伦理属性,必须由专业伦理加以规范和引导,恪守科研伦理,确保药学研究健康发展。药学专业学生是未来药品研发的主力军,但目前国内高校对科研伦理培养意识却相对薄弱。针对该问题,学院一方面不断完善伦理审查机制,成立伦理审查委员会,对人才培养的各个环节加强伦理审核,包括科研选题、资料收集、动物实验、人体实验、论文发表等,将科研伦理意识的培养融入科研实践活动各环节中。另一方面,加强科研伦理的教育和宣传。在课程教学中,教师不仅要提高学生药学专业知识水平,还要渗透"生命至上,尊重生命"的理念,要求学生在科研探索过程中尊重实验材料和样本;在开学第一课、入学教育等环节加入科研伦理教育内容,结合医药科研领域内的反面典型案例强化警示教育,让学生深刻认识违背科研伦理对国家、对社会的危害性,从而引导学生树立正确的科研伦理观念。

3. 创新能力培养的思政教育实践

习近平总书记指出:"现在,我国经济社会发展和民生改善比过去任何时候都更加需要科学技术解决方案,都更加需要增强创新这个第一动力。"创新能力是高校人才培养的基本要求,我国高校教育应加大对人才创新能力的培养。药学类人才的培养主要包含课程教育与科研实践,因此,课程思政与科研思政是学生创新能力培养的两大主要载体。学院大力推进科教融合的人才培养模式,科研与教学紧密结合,通过科研反哺教学,科研教学相长。一方面加大课程改革,完善师资队伍,推进课程思政建设,培育课程思政"示范点",充分挖掘思政元素,对开设的专业课程中所蕴含的创新思政元素进行梳理,同时把导师科研成果转化为教学内容,运用启发式、案例式、讨论式等教学方法,从培养问题意识出发,改进授课方式,改革评价体系,解决传授知识与培养创新能力的关系;另一方面,以科研项目为牵引、以成果转化为方向,建立组会制度,营造学术创新氛围,搭建科研交流平台,创造科研实践机会,让学生充分参与开展创新性实验,参加各种学术交流会、论文答辩会等,了解国内外最新学术研究动态、开阔学术思路,有效提高学生的创新能力。

4. 实践能力培养的思政教育实践

生物医药产业学院人才培养重点是培养具有实践研究能力的应用型高级药学人才,注重创新思维和实践能力的提升。学院顺应行业产业发展趋势,大力发展产教融合,将学生培养与行业发展需求相结合,针对实践能力提升的薄弱环节,从培养方案修订、师资队伍建设、选题指导、实践基地建设等方面,提出了改进实践能力的方法。学院通过校企互聘、科技副总、产业教授、双创计划等方式,提高校内导师的实践研究能力,引进具有恒瑞医药、豪森药业、恩华药业、济川药业等药企工作背景的教师,同时聘请了大量一线行业专家作为兼职教师,派出校内教师担任各药企的科技副总,并拥有 6 位来自恒瑞医药、康缘药业、鲁南制药等知名药企专家担任江苏省产业教授。同时,学院积极建设全面、创新的药学教育平台,拥有江苏省海洋药物活性分子筛选重点实验室和江苏省海洋药用资源开发工程研究中心两个省级研发平台,与豪森药业共建江苏省"抗耐药新型肿瘤靶向药物"高价值专利培育中心,与恒瑞医药、江苏原创药物共建江苏省重点产业学院"生物医药产业学院"。学院坚持产教融合培养模式,在课程教学上,校企教师联合授课,联合编写产教融合应用型专业教材;在项目研究上,与企业合作开展课题研究,让学生了解岗位职责、企业文化,接触产业实践课题,参与相关成果的转化应用,在实践中求真知,着力提升学生的实践研究能力,成为振兴祖国医药事业所需的生力军。

药学人才鉴于其专业特殊性,肩负着保障国民生命健康安全的重要使命,其思政教育培养更加重要。江苏海洋大学生物医药产业学院为了全面提高药学人才培养的思政教育效果,结合药学专业思政教育的特点和规律,构建了思政教育的长效工作机制,拓展思政教育形式,以课程思政为引领,激发学生主动践行"科研思政",将思政教育贯穿于人才培养全过程,促使形成高水平药学人才所需要的正确价值观、必备品格和关键能力,成为实践创新能力强、德才兼备的祖国医药建设事业所需的生力军。

第二节　企业文化融入药学人才培养
思政育人工作的意义与实践

习近平总书记强调,要调动好高校和企业两个积极性,实现产学研深度融合。实现产教融合,文化视角是一个重要的考量维度。企业文化在现代管理学中被认为是企业的核心竞争力,加强企业文化建设有利于企业提高竞争力,促进企业可持续发展。企业之间的竞争也是人才的竞争,要想在竞争中立于不败之地,企业必须重视人才。高校是培养企业所需人才的主阵地,企业文化建设与高校人才培养存在着相互促进的作用。通过建设产业学院,推动高校人才培养与企业文化建设融合发展,是实现产学研深度融合的重要途径。本节以江苏海洋大学生物医药产业学院为例,聚焦连云港医药企业和高校人才培养,分析了基于现代产业学院背景下的药企文化建设与高校人才培养的内在关系和关键结合点,并提出将企业文化融入药学人才培养思政育人工作,推动高校人才培养与药企文化建设融合发展的思路和方法。

一、连云港药企文化建设与区域高校药学人才培养的共生需求

连云港医药产业已形成市值 7 000 亿规模的创新产业群,是连云港市经济发展的领军产业。2015 年,为满足地方医药产业发展对高端医药产业人才的需求,促进连云港医药产业快速发展,江苏海洋大学成立了药学院,秉承"弘药致精、研学求真"的院训,根据地区医药产业需要积极培养优秀医药人才,为医药企业输送高素质应用型、复合型、创新型人才,支撑地方医药产业发展。

(一)连云港药企需要高校培养的优秀人才推动企业文化建设

医药企业文化是制药企业在药品生产经营活动中形成的、被全体员工共同认可的价值规范,是药企培养优质药学人才的动力源泉和凝聚人心的关键要素。优秀的药企文化能让员工在工作中更有动力、激情,更有认同感和归属感。连云港市有大小各类医药企业逾百家,江苏恒瑞医药股份有限公司作为代表连续多年入选"中国制药工业百强",2023 年在世界 500 强企业排行榜中排名 413。连云港企业经过长期探索,吸收了我国(特别是地区)的传统文化精髓,形成了各具特色的先进企业文化。医药企业文化与企业发展规模相向而行,助力企业品牌效应,江苏恒瑞医药股份有限公司秉承"科研为本,创造健康生活"的理念,形成了"恒心致远,瑞颐人生"的企业文

化,是连云港医药企业文化的典型代表。先进的企业文化为企业吸引人才、留住人才,推动企业科技创新发挥了不可替代的重要作用。

(二)高校需要药企文化优秀元素的融入提升人才培养质量

随着医药行业的快速发展,高校药学人才的培养与医药行业的对接面临着较大挑战。目前大多数高校药学专业在人才培养过程中或多或少存在一定程度的问题,如校内教学与企业实践脱节,在校所学知识无法满足企业需求、对严控药品质量的理念认识不足、解决医药生产实践问题的能力欠缺,与医药产业发展对应用型人才的要求存在差距等。如何培养出符合药企需求的人才,一直是医药高校和企业关注的重点。近年来,人们深刻地认识到新药研发的重要性,创新药产业需求逐步增大,医药行业对高素质创新型药学人才的缺口随之扩大,质量要求也越来越高。很多创新型药企招聘时感觉优秀人才稀缺,高水平创新型研发人员匮乏;招聘到的高校毕业生到企业后还需要长期的适岗培训,学校人才培养与企业需求存在一定程度的脱节,高层次人才培养追不上大健康产业的发展。面对这一现实问题,大力推进校企合作、产教融合,实现人才从学校到企业的无缝对接具有重要意义。

二、现代医药产业学院在高校药学人才培养与药企文化建设间的架桥作用

现代产业学院是近年来高等教育组织创新的重要实践,是校企协作育人的积极探索,也是产教深度融合的实践产物。2020 年,为了更好地服务地方医药企业,响应教育部、工信部建设现代产业学院的号召,江苏海洋大学与民族医药龙头企业江苏恒瑞医药股份有限公司依托药学院联合创建了生物医药产业学院,2021 年获批江苏省重点产业学院。学院以人才培养质量为中心,以医药产业需求为导向,整合校企双方资源,形成"分工合作、协同育人、共同发展"的应用型人才培养长效机制。学院与江苏恒瑞医药股份有限公司共建的"制药工程"专业获批国家一流专业建设点、江苏省高校产教融合型品牌专业建设点,入选江苏省产教融合重点基地——海洋生物医药产教融合基地,为人才培养打下了更坚实的学科专业和平台基础。生物医药产业学院通过校企协同开展专业规划、制定人才培养方案,开发更适合产

业实际的课程体系;通过开展"卓越工程师计划",学生到企业实习实训,引导高校主动面向区域、面向行业、面向产业办学。将人才培养与企业需求直接对接,让教育适应产业发展,提高人才培养的针对性,培养出适应市场需求、产业发展真正需要的人才,解决高校人才培养与医药企业人才需求不匹配的难题。

依托产业学院开展人才培养是产教融合人才培养模式的创新,有利于人才对企业文化的认同。通过在专业教学中结合企业生产实际案例的方式介绍企业文化中的优秀元素,以"润物细无声"的方式让学生接受企业文化的熏陶。在帮助学生掌握企业所需的专业知识技能、增强社会适应能力、形成良好的职业素养的同时,在潜移默化中增强对企业文化的认同。同时,依托产业学院也有助于企业有效利用学校文化,汲取学校文化中的优秀元素来丰富企业文化的内涵,实现校园与企业文化的渗透和融合。学校文化与企业文化虽具有不同的内容和形式,但都具爱国、爱校(企业)、爱社会的共同基因,都具有培养、塑造、引导、感染人的功能,可作为企业文化不断更新发展的宝库。对药企而言,产业学院里的师生都将成为企业文化建设的智囊团,为企业文化建设提供新思维,帮助企业吸引更多认同企业文化、具有共同价值观的优秀人才,更好地投入企业建设。

三、基于医药产业学院的药企文化建设与高校药学人才培养协同发展

企业文化能为人才培养创造良好的环境,而人才培养反过来又能更好地支持企业文化建设。药企文化建设与药学人才培养相辅相成,通过药企文化建设促进高校人才培养,同时有利于企业的可持续发展。

(一)药企文化融入高校思政育人体系有效提高药学人才培养质量

高校应积极寻找当地企业开展产教融合、校企合作,在人才培养中吸收、借鉴企业文化的精华,将其有机融入课堂,丰富教学内容,提高学生的学习兴趣,调动学生学习积极性,尽早了解毕业后到企业工作应具备的能力。学生深入企业开展实习实训、完成毕业设计,可有效培养他们将所学知识应用于解决问题的能力,达到实践育人目的。同时,高校教育中融入企业文化,还可帮助大学生培养企业工作所需的职业素质。通过高校和企业的这

种"双主体"育人方式,在学校文化和企业文化的融合熏陶下,帮助毕业生顺利过渡为企业员工,更好更快地适应企业、投入工作,成为企业发展源源不断的生力军。

(二)吸收企业文化元素的药学人才高效推动企业文化建设

优质人力资源在知识创新、整合、应用上具有更多优势,是企业文化建设的主要承担者。加强人才培养可为企业文化建设、企业持续发展提供坚实的支撑。融入企业文化元素的人才培养体系,可帮助大学生将自己更有针对性地锻炼成企业所需要的、具有良好综合素养的人才,包括扎实的专业知识和实践技能、较强的团队工作能力和创新能力、良好的职业素养等;同时,如果大学生在校学习期间就更好地了解、熟悉企业文化,对企业有很强的认同感和归属感,那么这些学生一旦毕业,就能成为企业文化建设的动力源泉。

四、基于医药产业学院的药企文化建设与高校药学人才培养的融合路径

(一)融合药企 GMP 质量标准,培养药学人才药品质量观

药品生产质量管理规范(Good Manufacturing Practice of Medical Products,GMP 标准)贯穿于药品生产全过程,是药企生产药品的强制性标准。药学专业学生需要具备良好的 GMP 意识、素养和能力,这样才能更好地满足现代制药企业对药学人才的要求。高校药学相关专业在人才培养方案和课程体系构建时应加强对 GMP 标准重要性的认识,将 GMP 标准科学合理地融入药学专业课程,全面系统地指导教学内容的安排和设计,树立GMP 标准在课程体系中的核心地位,并将该标准贯穿于药学专业人才培养的全过程。设计教学内容时,学校课堂理论联系企业生产实际,接受学生参与企业生产活动,按照 GMP 要求引入企业生产实例,加深学生对医药企业在药品生产管理和质量控制的认识,牢固树立药品质量观。

(二)融合药企的创新文化,培养药学人才开拓创新精神

习近平总书记在二十大报告中强调要"强化企业科技创新主体地位,发

挥科技型骨干企业引领支撑作用"。连云港药企文化的灵魂是"创新"。近年来,连云港大力发展医药产业,成为全国创新药物先行区和知名的"中华药港"。2020 年,江苏恒瑞医药股份有限公司首次入选全球医药创新指数和医药发明指数排行榜。《2023 年医药研发趋势年度分析》白皮书,江苏恒瑞医药股份有限公司再次入选"全球医药企业研发管线规模 TOP25"。伴随着企业的不断创新,产生的就是创新型企业文化。而这要求新时代大学生具有创新精神。这是企业发展竞争的渴求,是国家发展的需要,是新时代的召唤。将企业的创新文化以案例的形式传递给学生,可使学生更能接受、理解创新的意义。同时,可依托大学生创新创业训练计划项目、"挑战杯"等平台,组织学生真正参与到创新实践活动中去,切实提高学生的创新能力。

(三)融合药企的诚信感恩文化,培养药学人才的诚信感恩品德

诚信感恩是中华民族的传统美德,这不仅是个人立身之本,也是企业的立足之本。药品是关系人民健康的消费品,没有诚信的药企在市场上无法生存。连云港药企文化的首要元素也是"诚信"。目前大学生缺乏诚信的现象屡见不鲜,虽然高校十分注重大学生的诚信教育,但教育方法多以说教为主,内容单调、枯燥。高校可结合药企"用心做药、诚信做人"的诚信文化,以生动鲜明的药品案例开展诚信教育,加深大学生对诚信的理解,帮助大学生养成良好的诚信品格。

感恩文化也是我国民族企业文化的本源。连云港医药企业有一个共同的特征,都是在连云港这片土地上从小到大,从弱到强,逐步发展壮大,有着很好的文化传统。这些企业的发展离不开社会各界的支持,而企业发展壮大后,设立企业奖助学金,怀着感恩的心回报社会,将感恩文化"薪火"传递下去,更多的学子在连云港药企所设的这些奖学金的资助与感召下学业有成,将这份深情厚义回报社会,为祖国的建设事业做出更大贡献。浓厚的感恩文化氛围,有利于企业员工和学校师生加强对连云港的归属感,以"中华药港"为骄傲,药企和高校也以扎根港城为荣,随着"一带一路"战略的推进,在世界市场上形成连云港医药产业的品牌、特色与优势。

(四)融合药企的社会责任感,培养药学人才的责任担当意识

当今社会,部分企业由于缺乏社会责任感而导致产品安全、环境保护等方面屡出问题,因此,企业的社会责任备受关注,尤其是药品等涉及生命安

全的企业。药学工作者的职业目标是不断为人类研发、生产安全有效的新药。作为药物生产、研发的主体,医药企业有责任不断开发创新药物以满足人民需求,同时还有减少环境污染、保障人民健康的责任和担当。作为药学专业的学生,有责任努力学习本专业知识,不断完善自我,更好地为发展中国医药事业做好充分准备。同时,要给学生尽早树立制药过程中的环境保护意识,培养社会责任感。

习近平总书记在文化传承发展座谈会上强调,"在新的起点上继续推动文化繁荣、建设文化强国、建设中华民族现代文明,是我们在新时代新的文化使命。要坚定文化自信、担当使命、奋发有为,共同努力创造属于我们这个时代的新文化,建设中华民族现代文明"。高校和企业作为文化建设的两个主阵地,承担着我国文化建设、文化强国的重担。企业高质量发展应有效结合高校人才培养,充分实现二者的协同与整合,促进企业可持续发展,提高高校人才培养质量,为建设社会主义文化强国添砖加瓦,铸就中华文化新辉煌。

第三节　创新创业教育融入药学人才培养思政育人的意义与实践

党的二十大报告指出,高质量发展是全面建设社会主义现代化国家的首要任务。实现高质量发展,创新创业具有重要战略地位。新时代药学所需的创新创业人才要"可堪大用、能担重任",不仅需要具备强烈的创新创业意识和高超的创新创业能力,还应具有深厚的家国情怀、高度的社会责任感和使命感、高尚的职业道德。因此,在药学人才培养中应将思想政治教育与创新创业教育有机结合,讲好"大思政课",引领创新创业教育高质量发展。

高校人才作为我国科技创新的高层次预备人才,其创新能力的培养对于实施科技兴国、人才强国战略具有重要意义。目前我国本科生教育与国际高水平本科生教育相比仍存在一定差距,主要问题在于创新能力相对较弱,培养体系中对创新能力提升的机制相对落后。参与科技创新活动对于培养和锻炼人才创新能力具有重要意义,为了服务人才培养教育改革,我国各条战线相继推出各类创新创业实践大赛,最具代表性的有"互联网＋大学生创新创业大赛""创青春全国大学生创业大赛""挑战杯中国大学生创业计划竞赛"等。这些大赛以国家战略需求和经济社会发展为导向,以提升创新实践能力为核心,以提高培养质量为目标,打造政产学研合作创新平台,推动人才培养教育改革与发展,促进高校人才培养水平与服务支撑能力的全面提升。

一、创新创业教育与思想政治教育的内在关联

创新创业教育是指在教育过程中培育学生的创新精神和创业意识,培养学生的实践能力和创新能力,使其具备将所学知识应用于实际工作中的能力。创新创业教育的目的是培养具有创新精神和创业意识的高素质人才,为社会和经济的发展提供创新动力。而思想政治教育是指通过教育的方式引导学生树立正确的思想观念和政治立场,增强学生的社会责任感和使命感,使他们成为德智体全面发展的社会主义建设者和接班人。

新时代高校创新创业教育与思想政治教育有着密切的内在关联。首先,创新创业教育是思想政治教育的重要组成部分。在创新创业教育中,培养学生的创新精神和实践能力需要正确的世界观和人生观的引领。其次,思想政治教育为学生提供了坚定的思想信念和道德底线,使他们在创新创业的过程中能够正确面对和应对各种挑战和困难。

二、创新创业教育与思想政治教育协同育人的必要性

协同育人是指创新创业教育与思想政治教育在高校教育中的相互配合和促进,共同培养学生的实践能力、创新能力和正确的思想政治观念。协同育人的必要性主要体现在以下几个方面:一是协同育人可以促进学生的全面发展。创新创业教育注重培养学生的实践能力和创新意识,而思想政治教育注重培养学生的正确思想和政治立场,二者相互配合可以更好地促进学生德智体全面发展。二是协同育人可以适应社会发展的需要。社会对人才的要求不仅是具备一定的创新能力和实践能力,更需要他们具有正确的思想观念和政治立场,只有这样才能更好地为社会的发展做出贡献。协同育人可以促进高校教育的改革和发展。创新创业教育与思想政治教育的协同育人,可以促进高校教育体系的不断完善和发展,使其更好地适应社会的需求,为社会提供更多更优秀的人才。协同育人是高校教育的必然要求,也

是推进高校教育改革和发展的重要途径。

三、当前我国创新创业大赛概述

近年来,创新创业大赛已经得到了全国高校的广泛关注和重视,对于提高创新实践能力具有重要意义。创新创业大赛精心打造高水准创新实践平台,逐步满足对增强创新意识、培养创新实践能力、提升就业创业本领等方面的需求,得到了社会各界的高度认可和充分肯定。各大高校通过建立多层次、全方位的创新创业能力培养体系,帮助培养和提升学生创新创业能力,为社会培养和输送了大批创新创业人才,更好地促进了我国创新型国家的建设。

以中国国际大学生创新大赛为例,它是全球规模最大、层次最高的大学生双创赛事之一,该赛事不仅是创新创业项目的比拼,更是参与高校综合能力的展现。各大高校也将参加中国国际大学生创新大赛作为激发学生创新思维、培养创新创业人才、促进科研成果转化、推动高校深化创新创业教育改革的重要平台和载体。学生通过参加创新创业大赛,把理论和实践有机结合,将自身掌握的专业技能付诸实践,实现自身综合能力的提升。

四、创新创业大赛与思政教育的耦合与共生关系

(一)创新创业大赛与思政教育的耦合

1. 创新创业大赛与课堂教学的耦合

在专业课堂中引入思想政治教育、创业大赛获奖案例,分析比赛案例所涉及的背景理论、设计思路、操作步骤、实际应用等,不仅可以为学生提供丰富的专业知识,还能引导学生紧跟党和国家政策方针,紧跟科学发展前沿,激活创造性思维,随时捕捉创新创业的灵感信息,为创新创业做好必要的准备。同时,参加创新创业大赛既是对专业理论学习效果的检验,又是对专业理论知识的创造性应用,在参赛过程中可培养学生的创新思维和创新意识,进一步提升创新实践能力。两者相辅相成,是培养创新意识和创业实践能力的有效途径。

2. 创新创业大赛与专业实践的耦合

创新创业大赛多紧密围绕国家重点发展行业创新需求,既结合学术前沿又融合产业需要,既鼓励大胆创意,又要脚踏实地地提出可行性方案。参与创新创业大赛,可有效避免纸上谈兵、理论脱离实际的问题,在培养科研活动能力的同时,可有效提高实践能力,在实践中把所学知识转化为内在能力,提升学生自信心,使学生在将来处理问题的过程中也会更加游刃有余,因而参加创新创业大赛是帮助开展专业实践的很好的平台。通过促进创新创业大赛与专业实践密切结合,可实现创新创业大赛与专业实践的耦合。

3. 创新创业大赛与职业发展的耦合

《国务院办公厅关于深化产教融合的若干意见》(国办发〔2017〕95号)中提出,深化产教融合,促进教育链、人才链与产业链、创新链有机衔接,是当前推进人力资源供给侧结构性改革的迫切要求。创新创业大赛搭建了政产学研用合作的平台,促进教学、科研与产业、行业的紧密结合。部分大赛还直接为优秀人才提供了就业岗位,为企业选拔人才提供了平台,为优秀的学生对接优秀的企业架起桥梁,如中国石油化工集团有限公司、华为技术有限公司等公司向获奖学生开启就业绿色通道。

4. 创新创业大赛与教师专业发展的耦合

习总书记曾多次强调:"创新是引领发展的第一动力,是国家综合国力和核心竞争力的最关键因素"。因此,要继续深化科技体制改革,发挥高校科技创新的"主战场"作用,培养造就一大批具有国际水平的战略科技人才、科技领军人才、青年科技人才和高水平创新团队。创新创业大赛正是在导师专业化发展与深化创新创业改革的大趋势下应运而生,为导师专业化发展提供了新平台、新思路、新契机。导师通过指导学生参加创新创业大赛,丰富了教学方式,扩大了专业教育的内涵和外延,开拓了专业实践教学的新领域,同时,大赛过程中的创新想法和思路以及师生之间思想火花的碰撞,是导师不断反思、探索和总结的过程,有利于提升导师的专业水平。

(二)创新创业大赛与思政教育的共生

1. 创新创业大赛与课堂教学的共生

为了贯彻国家《关于大力推进高等学校创新创业教育和大学生自主创

业工作的意见》等文件精神，提高创新创业能力、职业竞争能力和社会适应能力，全国各高校陆续推出了系列创新创业课程。创新创业教育课程的全面实施对各高校深化教育综合改革、提高人才培养质量、提升职业竞争力具有重要意义。相关课程的开设为创新创业大赛的开展提供了肥沃的土壤，各级创新创业大赛无论从参赛人数还是参赛人员素质，均有了显著提高的趋势。而高质量创新创业大赛项目的设置，又为课堂教学的课外延伸提供了重要的平台，为在高校课堂中深入贯彻创新创业理念带来了强有力的支撑。

2. 创新创业大赛与专业实践的共生

创新创业大赛的主题均着眼于当前国家各领域发展的新高地、新视野，以推动国家急需的各领域创新型高端人才培养为目标。创新创业大赛的定位、目的以及赛程设置，有助于更好地进行专业实践，既结合学术前沿又融合产业需要，实现了在创新创业大赛中应用专业知识。专业实践为创新创业大赛带来了新的方向和思路，这是大赛保持活力与生命力的源泉。因此，紧密结合各领域的专业实践方向，是创新创业大赛长期可持续发展的基础。

3. 创新创业大赛与职业发展的共生

当前，本科教育的规模不断扩大，教育规模的扩大带来了就业难问题的出现，这对高校、社会都产生了一定的影响，成为当前社会关注的热点问题。创新创业大赛不仅为参赛者提供了一个展示自身创新能力和实践技能的平台，而且与职业发展形成了良好的共生关系。通过参与大赛，参赛者能够锻炼自己的团队协作能力、沟通能力和解决问题的能力，这些都是职场中极为重要的素质。同时，大赛的获奖者往往能够得到业界的认可，为其职业发展增添亮点。因此，创新创业大赛实际上成为了推动职业发展的重要助力，二者相辅相成，共同促进了个人和企业的成长。

4. 创新创业大赛与教师专业发展的共生

高校教师具有双重身份，既是研究者，又是教育者。导师的创新水平是学生创新能力的基础，对人才创新能力的形成和发展起着至关重要的作用。如何促进导师创新水平的提高，已成为高等教育的研究热点。创新创业大赛的开设不仅为人才提供了活跃的创新思维平台，更为导师的专业发展带来了科技与产业紧密结合的助力。同时，导师专业发展中极其重要的环节就是创新，导师的专业创新能力发展为创新创业大赛提供了强有力的多重保障。创新创业大赛的设立、赛事环节的设置、参赛选手的选拔以及最终成绩的评定，都需要高校权威导师的参与，导师的专业创新发展是决定创新创业大赛成效的条件。

五、新时代药学思政教育融入创新创业教育的建议与对策

要让创新创业教育充分发挥育人功能，需要高校进一步增强善用"思政教育"的意识，在"专业课思政"理念指引下，将社会责任和价值观深度融入创新创业教育的课程建设、活动组织、师资培训和机制保障等各个环节，以"思政建设"引领创新创业教育高质量发展。为了更好地将思政教育融入新时代创新创业大赛，笔者提出以下几点建议和对策：

一是要加强创新创业课程思政建设，实现课程价值性与知识性的一体化，注重以课程育人。创新创业课程作为创新创业教育的主要载体和第一课堂，蕴含着丰富的思政育人资源。高校应当在第一课堂中大力推进以"课程思政"为目标的课堂教学改革，深入挖掘课程内蕴含的价值元素，并有机融入教学过程中。例如，《高等制药过程原理概论》课程教学不仅要传授创新创业相关的理论知识，更要将课程思政落实到教学大纲修订、课程目标设计、教学案例选用、教案课件编写各方面，推动课程在传授知识过程中加强思想政治教育，以达到润物无声的育人效果。

二是要解决创新创业教育第二课堂"重活动轻引领"的问题，注重以实践育人。除了引导学生积极参加中国国际大学生创新大赛等活动外，还要充分调动全社会力量和资源，进一步整合各类创新创业实践资源，搭建"大平台"。在各种创新创业实践活动中，要强化项目管理，注重价值引领，激发学生永不满足的进取心、强烈的创业欲、勇于冒险的精神和坚忍不拔的毅力，并教育引导学生在实践中厚植家国情怀。如可以在竞赛活动中将"讲好中医药故事""创意传承中医药文化"等作为指定命题，鼓励参赛学生结合学校特色和专业特点创作各类参赛作品，在潜移默化中实现育人目的。

三是要切实强化创新创业教师立德树人的主体自觉和胜任力。与传授知识和培养技能相比，传递价值并使其内化到创新创业人才的内心是一项更具挑战性的任务。为了应对这一挑战，教师应构建产学研共同体，通过"三集三提"（即集中研讨提问题，集中培训提素质，集中备课提质量）等教学主题活动，有效提升育人意识和教育教学能力。例如，高校可以通过设立

"创新创业虚拟教研室"等新型基层教学组织,搭建起"大师资"平台,使思政课教师与创新创业专业课教师结成育人共同体,联合开展教学改革研究,协同共建教学资源,充分发挥教师在教育中的主导作用。

四是要加强组织领导,强化统筹协调。实现创新创业教育的育人功能是一项系统工程,需要建设多维的保障体制、机制,这就要求高校将其作为立德树人的重要任务摆在突出位置,做好总体谋划;同时要建立起教务部门牵头,药学院、马克思主义学院、学生工作部门、团委等多部门协同推进的工作机制。通过多方协同,使思想政治教育和创新创业教育有机统一、同频共振,全面提升创新创业教育的育人质量,源源不断地培养造就一批又一批"可堪大用、能担重任"的创新创业人才。

综上所述,创新创业大赛已经成为新时代人才培养过程中创新能力培养的重要抓手,与药学专业人才培养思想政治教育存在着耦合、共生的密切关系。创新创业大赛可以丰富思想政治教育的内涵和外延,而思想政治教育又可以为创新创业大赛发展提供政治引领和理论基础。立足新时代,我们要不忘初心,牢记使命,勇于担当,充分发挥创新创业大赛的作用,加快教育内涵式发展,奋力推进教育强国建设,为建设社会主义现代化强国提供坚实的人才保障。

第四节 党支部建设与药学人才培养思政育人工作融合的机制探讨

培养什么人、怎样培养人、为谁培养人是高校思政育人工作关注的基本问题,也是高校党建的核心问题。高校党支部是教育、管理、监督和服务师生党员的基本单位,加强高校基层党支部建设,是保证党对高等教育坚强领导的重要举措,是坚持社会主义办学方向、培养社会主义事业合格建设者与可靠接班人的必然要求。将高校党支部建设与思政育人工作融合,不仅有助于加强党对教育工作的领导,确保党的教育方针得到全面贯彻实施;同时,也有利于培养具有坚定理想信念、深厚爱国主义情怀、优良品德修养的社会主义建设者和接班人。高校应把党支部建设与思政育人工作融合,积极探索有效融合途径,切实加强党支部建设,发挥好高校"教学、科研、社会服务"的作用,推动思政育人工作取得更为明显的成效。

一、党支部建设与思政育人工作的关系

高校党支部建设与思政育人工作之间存在着密切的内在联系和相互促进、相互支持的关系。思政育人是培养和塑造高校大学生正确理想信念的重要环节,而高校教工党支部建设效果直接影响高校思政育人工作的质量。只有将两者紧密结合起来,才能更好地实现党的教育方针和高校的育人目标,培养出符合社会主义建设需要的优秀人才。

(一)党支部建设为思政育人工作提供有力的组织保障

高校教工党支部作为党的基层战斗堡垒,其建设直接关系到思政育人工作的成效。一个组织健全、制度完善、活动有效的党支部能够确保党的教育方针和政策在高校中得到贯彻执行,为思政育人工作提供坚实的政治保障。通过党支部的组织力量,可以动员和凝聚广大教职工积极参与思政育人实践,形成育人合力,推动高校人才培养工作不断向前发展。同时,党支部可以通过开展各种形式的教育活动,提高教职工的政治素质和育人能力,从而为思政育人工作提供人才支持。

(二)思政育人工作是教工党支部建设的重要内容

思政育人工作体现了党支部在思想引领和价值引导方面的核心作用,是党支部建设不可或缺的一部分。通过参与思政育人工作,教职工可以更好地理解和把握党的教育方针,增强"四个自信",坚定"四个意识",从而提高党支部的凝聚力和战斗力。同时,思政育人工作也是检验党支部建设成效的重要标准。一个能够有效参与和推动思政育人工作的党支部,往往也是一个具有高度政治觉悟和组织能力的党支部。

(三)高校支部建设与思政育人工作目标一致、相辅相成

在新时代高等教育中,高校党支部建设与思政育人工作紧密相连,共同致力于解决"为谁培养人、培养什么样的人、怎样培养人"这一核心问题。两者都致力于培养有理想、有道德、有文化、有纪律的社会主义建设者和接班人。高校教工党支部要贯彻落实《中国共产党普通高等学校基层组织工作条例》,推动党建工作与高等教育事业发展深度耦合,以高质量的支部党建

引领思政育人工作实现高水平发展。党支部建设为思政育人工作提供了组织保障和动力源泉,而思政育人工作的成效又反过来检验和促进党支部的建设。这种相互依存、相互促进的关系,使得高校能够更好地实现人才培养的根本任务,为社会主义现代化建设输送高素质的人才。

二、党支部建设融入思政育人工作存在的问题

当前已有很多高校开启了将教师党支部建设融入思政育人工作的探索,取得了良好的效果,但在探索的过程中也面临一些需要进一步解决的问题:

第一,党支部建设与思政育人工作的融合度仍有提升空间。有些党支部的建设工作与思政育人工作资源整合还不够充分,党建、业务工作结合还需要更加紧密。

第二,党支部在思政育人工作中的引领作用可以进一步增强。部分党支部书记可能在党建工作经验上还需积累,高校教师党支部书记通常为兼任,主要精力集中于教学科研业务,可能对党建工作造成影响。在宣传党的路线方针政策、用党的创新理论武装头脑、落实上级安排部署等方面,还需要更有力的措施以取得更佳效果。部分党员教师专注于教学科研,对思想政治建设与党性修养重视不够。

第三,党支部建设在思政育人工作中的创新性也是需要关注的方面之一。当前,党支部活动的形式和内容创新相对有限,传统的开会和学习文件仍然是主要形式,难以充分吸引党员和学生积极参与。在思政教育方法上的探索也有进一步发展的空间,特别是在针对新时代大学生特点的思政教育手段上,还需加强对新媒体和新技术的运用,以更有效地开展思政教育,提升思政育人工作的效果。

第四,党支部建设在思政育人工作中的持续性有待进一步加强。党支部工作的长远规划和深入性需要增强,以确保党员和教师在思政教育中的积极性能够得到持续的激励和保持。同时,对思政育人工作成果的跟踪和评估机制也需要完善,以便及时发现问题并进行改进。

第五,党支部建设在思政育人工作中的评价体系需进一步完善。当前,党支部在思政育人工作成效上的科学评价机制需要完善,党支部工作考核与思政育人成果的关联度需要进一步明确和强化。为解决这些问题,有必

要建立健全党支部在思政育人工作中的评价体系,采用多样化的评价方法,将评价结果与党支部实际表现和贡献相结合,以促进党支部在思政育人工作中的持续改进和发展。

这些问题需要高校党支部在今后的工作中认真对待并加以改进,以便更好地实现党支部建设与思政育人的深度融合,更充分地发挥党支部的战斗堡垒作用,为培养合格的社会主义建设者和接班人提供有力的组织保障。

三、党支部建设融入思政育人工作的路径探索

江苏海洋大学生物医药产业学院在党支部建设融入药学人才培养的思政教育工作中进行了积极探索,健全了"支部党建+思政育人"融合机制,选优配强支部组成,出台党建政策制度,创新党支部建设举措,打造药学特色党支部。通过这些积极的探索和实践,江苏海洋大学生物医药产业学院在党支部建设融入药学人才培养的思政教育工作中取得了显著成效。

(一)健全"支部党建+思政育人"融合机制

新时代对高校党建和大学生思想政治工作提出了新要求,以党建促进思政育人是加强基层党组织政治建设和提升大学生思想政治教育质量的必然要求。以高校党建工作标准化、规范化建设为出发点,立足立德树人根本任务,探析支部党建在药学人才培养的实践路径,健全"党建+思政"工作体制机制,形成了"一中心、三导向、四作用、六举措"的融合机制(图7-1),即落实立德树人根本任务,以培养新时代药学人才为中心,坚持政治导向、问题导向、质量导向,发挥党支部政治核心、战斗堡垒、桥梁纽带、先锋模范作用,从六个方面打造"六型六力"特色党支部:① 以党的建设为统领,打造学习型党支部,增强思想感召力;② 以人才培养为核心,打造育人型党支部,增强人才竞争力;③ 以学科建设为龙头,打造创新型党支部,增强学科引领力;④ 以专业建设为依托,打造凝聚型党支部,增强干事向心力;⑤ 以队伍建设为根本,打造活力型党支部,增强队伍战斗力;⑥ 以科技服务为抓手,打造服务型党支部,增强行业影响力。

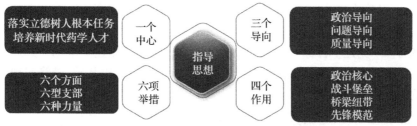

一中心　三导向　四作用　六举措

落实立德树人根本任务
培养新时代药学人才

一个
中心

指导
思想

三个
导向

政治导向
问题导向
质量导向

六个方面
六型支部
六种力量

六项
举措

四个
作用

政治核心
战斗堡垒
桥梁纽带
先锋模范

● 以党的建设为统领,打造学习型党支部,增强思想感召力
● 以人才培养为核心,打造育人型党支部,增强人才竞争力
● 以学科建设为龙头,打造创新型党支部,增强学科引领力
● 以专业建设为依托,打造凝聚型党支部,增强干事向心力
● 以队伍建设为根本,打造活力型党支部,增强队伍战斗力
● 以科技服务为抓手,打造服务型党支部,增强行业影响力

图7-1　支部党建工作体制机制

(二) 选优配强支部成员,加强思政育人力量

优化支部组织结构,集教学、科研、管理、服务为一体。选优配强党支部书记,充分发挥高校"双带头人"教师党支部书记"头雁"效应,凝聚党员教师"群雁"力量,发挥高校人才资源、创新资源密集优势。注重选拔具有高度政治觉悟、道德品质和学术能力,党建和教学科研成果丰富,具有发挥教育管理监督党员和组织宣传凝聚服务师生的业务基础和群众基础的党员担任支部委员。党支部积极参与课程思政建设、教育教学改革等工作,加强与思政教育部门的协作,形成工作合力。注重发挥党员教师的示范引领作用,通过言传身教,影响和带动广大学生树立正确的世界观、人生观和价值观。

(三) 出台党建政策制度,确保思政育人效果

围绕新时代党的建设总要求,立足第二个百年奋斗目标新征程,深入贯彻"创新、协调、绿色、开放、共享"的新发展理念,构建"以支部建设为主体,党建与事业深度融合"的新发展格局,始终把政治建设放在"党建+思政"育人的首要位置,将党建工作融入药学人才培养、融入科学研究、融入特色发展,推动党建工作与思政教育深度融合、精准内嵌,推进立德树人落地落实落细。

1. 围绕目标,夯实党建工作基础

以习近平新时代中国特色社会主义思想为指导,贯彻落实立德树人根本任务,以政治建设为统领,聚焦"为党育人",强化"为国育才",结合专业特点,实施"强基创优"建设计划,强化党的建设,探索形成"党建＋"质量提升新格局,即"党建＋目标""党建＋专业""党建＋团队""党建＋阵地""党建＋文化",积极推进党建与思政教育同向同行,夯实党建工作基础,最终实现以高质量党建推动高质量育人。

2. 健全制度,增强党建工作合力

强化支部书记工作职责,充分发挥支部书记"双带头人"功能,明确支部书记担任学院二级机构正职,明确支部书记在人才引进、职称评定、岗位提升、考核评价、研究生分配等事项中的职责。发挥支部指导基层工作效能,实现党建工作与学生学习研究活动同向同行,高标准、高起点开展支部党建工作,达到强基创优提质增效目的。通过理论学习"定制化",构建支部委员会政治核心作用发挥的"中场线";通过组织生活"课表化",畅通党支部战斗堡垒作用发挥的"生命线";通过党日活动"品牌化",形成党员先锋模范作用发挥的"风景线"。通过"抓三化强三线",把准方向,发挥优势,加强思想政治引领,以规范的制度增强党建工作合力,推动习近平新时代中国特色社会主义思想入脑入心。

3. 确定重心,保障思政育人质效

明确"党建＋思政"融合育人为药学人才培养工作的重心,把思政课作为铸魂育人的重要抓手,着力建好学校主阵地、打造课堂主渠道、培育教师主力军,全面推进思政教育,引领学生成长成才。通过建好一支思政专兼职教师队伍、打造一套思政课程体系,发挥党支部书记、支部委员、党员教师三个示范作用,不断推进支部党建和思政教育的深度融合。只有将党建工作与教改、科研、提高人才培养质量和水平结合起来,才能不断拓展党建工作的新领域、新视野,充分发挥党建工作在提升办学水平、强化育人功能方面的统领作用。

(四)创新党支部建设举措,提升思政育人质效

1. 坚持把理论学习放在首位,确保党建工作扎实推进

坚持把理论学习放在首位,全面学习贯彻习近平新时代中国特色社会

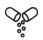

主义思想,深刻领悟"两个确立"的决定性意义,增强"四个意识",坚定"四个自信",做到"两个维护",才能提高全体党员干部的政治素养,才能为学校人才培养提供坚实理论基础,才能确保支部党建工作扎实推进,高效运行。

2. 坚持把党建融入教学当中,保证学生思想政治素养

党支部建设必须围绕学校中心工作来展开,着力提高基层党组织的创造力、凝聚力和战斗力。牢固树立立德树人根本任务,坚持把党建融入立德树人目标中,提升学生思想政治素养,才能做到为党育人,为国育才,造就"又红又专"的社会主义合格建设者和可靠接班人。

3. 坚持把党建融入师生当中,保持党同师生血肉联系

加强和改进思想政治工作,必须坚持全心全意为人民服务宗旨,把实现好、维护好、发展好师生的根本利益作为支部工作的出发点和落脚点,教育广大党员树牢依靠群众做大事的思想,一以贯之地实践党的理论方针政策。

4. 坚持把党建融入科研当中,确保改革创新生机活力

加强和改进新形势下党的建设,既要坚持马克思主义基本原理,又要善于用改革的办法破解难题、用党的创新理论推进业务工作。特别要创新以党章为根本、以民主集中制为核心的制度体系,做到以制度管人、管事,切实提高支部建设的科学化、制度化和规范化水平。

5. 坚持把党建融入人才当中,确保人才引领驱动发展

坚持党的领导是我国人才事业取得成功的根本保证,也是加快建设科研创新高地的根本保证。党支部坚持以习近平新时代中国特色社会主义思想为指引,点燃学院事业高质量发展的"人才引擎",充分激发各类人才的创新创造活力。打造领军人才,服务青年人才,组建科技创新团队的"急先锋",储备具有大胆创新、勇于创新精神的青年人才,是高校基层党支部高质量建设的根本保障。

四、特色党支部建设融入药学人才思政教育的实践效果

党支部坚持以"不忘初心,牢记使命""一个党员一面旗帜,一个支部一

个堡垒"为指导思想,将"党建＋思政"深度融合,围绕教书育人、立德树人、传承创新、服务社会等四个方面,构建"学习型—育人型—创新型—服务型"特色党支部,在药学人才培养的思政育人方面取得了良好示范效果。

(一) 以党的建设为统领,打造学习型党支部

支部坚持以党的建设为统领,充分发挥党支部政治核心作用,打造学习型党支部,增强师生干事创业的思想感召力。推进"两学一做"学习教育常态化、制度化,以"三会一课"为载体,抓牢政治学习,提高政治素养,加强党风廉政教育,将学习成果转化为教书育人的优质资源,推动新思想、新理念融入到立德树人的根本任务中。创新开展理论学习方式,把红色主题教育融入到专业思政育人实践中,通过聆听"一把筷子讲团结,一双布鞋论修养"实景党课,参观八路军115师在大树陈列馆,结合真实的先烈遗物和影像资料,近距离接触和感受中国共产党无私无畏、前赴后继、勇于牺牲的奉献精神和革命精神,坚定了师生永远跟党走的理想信念。

(二) 以人才培养为核心,打造育人型党支部

支部始终贯彻落实立德树人根本任务,以培养新时代药学人才为中心,切实把人才培养、三全育人作为支部工作的重点,引导教师将知识传授和价值引领有机融合,形成"课程门门有思政,教师人人讲育人"的生动氛围,通过形成全课程育人格局全面带动"党建＋思政"走深走实、入脑入心、取得实效。在课堂教学中,教师通过撷取我国科技发展历程中数之不尽的人物与故事,结合取得的成果,倡导学生弘扬科学家精神,不懈奋斗、勇攀高峰;通过展望国家未来发展对科技创新人才的迫切要求,激发学生坚定报国志向,走好新时代科技自立自强之路。支部坚持为毕业生党员上好最后一堂党课,号召他们时刻牢记党员身份,将个人的理想与国家的前途、民族的命运紧密相连,奋进新征程、担负新使命。

支部党员牵头开展的校企合作四平台五联合六融合协同模式培养医药产业应用研究型人才研究与实践,获省级教学成果二等奖和校级教学成果特等奖,实践育人模式入选中国高等教育博览会"校企合作双百工程"典型案例。党员指导大学生创新创业计划项目获"挑战杯"全国决赛铜奖和省赛金奖。通过建设高质量产教融合教学资源,探索产教协同育人创新模式,全

力打造育人型党支部,增强了药学人才的核心竞争力。

(三)以学科建设为龙头,打造创新型党支部

支部以学科建设为龙头,以成果导向为目的,以科学研究为突破口,通过党的创新理论指导科技创新,打造创新型党支部。在省"十四五"重点学科和博士点创建学科指引下,通过省级海洋药物活性分子筛选重点实验室科研平台,党员教师和药学学生展己所长、尽己所能,积极开展科研创新,获得了多项国家级科研项目和省部级科研项目,发表高水平 SCI 论文 50 余篇,申请专利 10 余项,获省部级科技进步奖 3 项,中国商业联合会科技进步奖 3 项等,切实增强了药学人才创新行动力。

近年来,制药工程国家一流本科专业通过了教育部工程认证工作,药物制剂专业获批省一流本科专业,与江苏恒瑞医药股份有限公司、江苏原创药物研发有限公司联合申报了江苏省重点产业学院——生物医药产业学院,并获批江苏省产教融合型品牌专业和江苏省产教融合重点基地建设点。教科研成果支撑学院获批中药学、生物与医药(制药工程)专业硕士学位授权点。支部党员教师获省"333 工程"第二层次培养对象、省突出贡献中青年专家和省"青蓝工程"骨干教师培养对象,被评为中国化工教育协会教学名师和校课程思政教学名师等。支部还与恒瑞医药公司开展"卓越工程师"人才培养计划,连续两届多名毕业生成功入职头部医药企业开展药物生产研发工作,达到了校企协同育人的培养效果。

(四)以科技服务为抓手,打造服务型党支部

支部充分发挥高层次人才优势和省级科研平台的资源优势,发动药学人才积极对接连云港医药企业,不断加强产学研合作。支部专业人才与多家企业开展产学研合作项目,参与开发 3 类医疗器械新型胃镜消泡剂和肠镜胶产品研发工作,组织开展"强国复兴有你我"中华药港生物医药高峰论坛暨江苏药理教学科研学术研讨会、"一带一路"传统药物国际会议暨世界中联中药饮片质量专委会第八届学术年会等国内外学术会议,增进了药学专业人才同国内外医药领域高校和企业的沟通交流,增强了人才行业影响力,为学校服务地方乃至国内外医药产业发展增添新动力。

党建工作与思政教育作为高校发展中的重要组成部分,在高等教育实

现育人目标的过程中,各自有着不可替代的作用。二者在目标上一致,致力于落实立德树人的根本任务;在功能上互补,党建工作为思政教育提供引导,思政教育可推动党建工作深入开展。因此,以"党建＋思政"激发药学专业协同育人新活力具有不可替代的实践意义。

第八章

国外产教融合发展对中国高质量人才培养的启示

第一节 国外产教融合发展的借鉴意义

他山之石，可以攻玉。经济社会的发展与教育、工业生产密不可分，而产教融合是世界各国，尤其是发达国家完成工业化、进行产业升级、加速科技发展的必经之路，因此国外产教融合经验值得学习与借鉴。

与此同时，新的科技革命也促使产业界探索新的产教融合之路。2023年12月11日至12日，习近平总书记在中央经济工作会议上强调，深化供给侧结构性改革，核心是以科技创新推动产业创新，特别是以颠覆性技术和前沿技术催生新产业、新模式、新动能，发展新质生产力。新质生产力之"新"，核心在以科技创新推动产业创新。发展新质生产力，就是将科学研究的最新发现和技术发明的先进成果应用到具体产业中，不断创造新价值。当前全球新一轮科技革命和产业变革孕育的技术成果已经到了应用转化的临界点，人工智能、生命科学、可控核聚变、量子科技等颠覆性技术和前沿技术进入加快向现实生产力转化的窗口期。培育和发展新质生产力，是把握新科技革命历史机遇、掌握未来发展主动权、塑造国际竞争新优势、推动经济高质量发展的关键之举。我们要牢牢把握这次新科技和产业变革机遇，整合科技创新资源，优化科技创新体系，强化国家战略科技力量，培育壮大科技领军企业，全面促进科技创新与产业创新协同发展。

近些年来，新一代科学技术革命已经向制药工业领域渗透，生物制药、AI人工智能、基因编辑等新技术以及多学科融合创新的理念深刻影响着现代医药工业的发展。中国已经基本完成工业化，并在新能源汽车制造、芯片制造、计算机等诸多领域拥有全球竞争力。如何让新技术融入制药行业的产教融合发展，使受教育者获得更多的医药实践技能和先进知识，进而使中国的制药工业获得更高的附加值和新质生产力,是中国从医药制造大国向医药制造强国、医药创新强国转变必须解决的问题。

习近平总书记关于新质生产力的论述对医药行业产教融合的发展提出了新的要求,通过解析国外成功的产教融合模式,追踪国际医药新技术与产教融合发展新趋势,可以为中国医药新技术的发展提供全盘参考,减少中国探索新时代医药产业产教融合发展路线的成本,增加产教融合决策的思路,使中国医药行业产教融合道路更加顺应时代要求,进而提高学生的学习质量,提升医药从业者的实际操作能力和新技术思维,推动传统医药企业向高新科技企业转变。在本章中,作者将介绍有潜力运用在医药行业的新技术和三个典型的工业化发达国家——美国、日本和德国的产教融合模式,以及国外制药企业产教融合案例。

第二节　制药新技术与产教融合

新技术已越来越多地被运用到制药行业中,由于其所需设备和知识与传统制药行业存在较大差异,将新技术、新设备、新思想融入药学的教学、研发和生产中已成为迫切需求。本节将主要从生物制药、人工智能(Artificial Intelligence,AI)与深度学习、基因编辑、药学学科交叉融合四个方面(图8-1)概述制药新技术的发展。

一、生物制药

2010 年至 2022 年间生物药物市场份额从 20％增长到 40％,2022 年全球销量前十的药物中有六种药物为生物药,且生物药的市场份额还在逐年增加,而传统小分子药物的市场份额则逐年减少,这一趋势反映了生物制药在药物开发和药品市场中的重要性不断提升,生物制药以其高效、安全和靶向性的特点,逐渐成为医药市场的主流。快速发展的生物制药行业,其研发和生产技术日新月异,通过产教融合追踪最新生物制药技术,教育机构可以及时更新教学内容,紧跟行业发展步伐,培养符合市场需求的人才。生物药的研发需要综合运用生物技术、化学、药理学等多学科知识,通过产教融合,学生可以获得多元化的实习和实践机会,掌握实际操作技能,提高我国药企

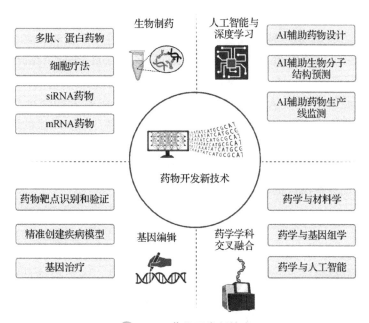

图 8 - 1　药物开发新技术

的竞争力。

（一）多肽、蛋白药物

在 2023 年全球药品销量前十榜单中,有五种为单克隆抗体蛋白药物,销量从 90.1 亿美元到 250 亿美元不等。多肽、蛋白类药物具有高度的特异性,可以精确识别并结合特定的体内标靶,这使它们在治疗过程中能够准确定位并作用于疾病的靶点,减少对正常细胞的影响,提高治疗效果,并可治疗多种适应症。多肽和蛋白药物的发展前景广阔,随着技术的不断进步和新药物的不断问世,未来将有更多的疾病能够通过这些生物药物得到有效治疗。科研机构和制药公司正在不断探索新的治疗靶点和药物形式,以提高治疗效果和患者的生活质量。综上所述,多肽和蛋白药物在生物制药领域的快速发展,为解决许多医学难题提供了新的可能性,随着科技的进步和临床应用的拓展,这些药物将发挥越来越重要的作用。

（二）细胞疗法

CAR - T 细胞疗法是一种通过基因工程改造患者自身的 T 细胞,使其表达嵌合抗原受体(Chimeric Antigen Repector,CAR),以识别并杀伤癌细胞的疗法。CAR 是一种合成受体,它结合了抗体的特异性和 T 细胞的杀伤能力。2017 年,美国食品药品监督管理局(Food and Drug Administration,FDA)批准了首个 CAR - T 细胞疗法 Kymriah(司利弗明,Tisagenlecleucel),用于治疗儿童和年轻成人的急性淋巴细胞白血病,将患者的完全缓解率从20% 大幅提升至 80%,显著提高了白血病的治愈率。细胞疗法的研发逐渐成为热点,全世界有近千个细胞疗法的临床试验正在进行。CAR - T 细胞疗法在癌症治疗中展示了巨大的潜力和广阔的前景,其持续发展和创新将进一步推动癌症治疗的革命性变革。

(三) siRNA 药物

小干扰 RNA(siRNA)药物是一类通过 RNA 干扰(RNA interference)机制靶向并降解特定 mRNA,以抑制其表达的药物。该类药物具有诸多优点:(1) 靶点明确。siRNA 药物通过人工设计来针对特定的 RNA,因此其目标精准,靶点特异性高。(2) 设计简单、研发快速。siRNA 药物的临床前研发基于基因序列测定,针对疾病基因进行精准设计,使基因靶向沉默,避免了盲目开发,从而大大缩短了研发时间。(3) 靶点多样。siRNA 药物从转录后水平进行干预,能够针对某些传统蛋白药物无法有效治疗的特定靶点,有望攻克目前尚无药物治疗的遗传疾病。近年来,siRNA 药物在治疗多种疾病中显示出巨大的潜力和发展前景。2018 年,FDA 批准首个 siRNA 药物帕替斯坦(Patisiran),用于治疗遗传性甲状腺素相关淀粉样变性(hATTR)。临床试验显示,Patisiran 显著改善了患者的神经病变和生活质量。

(四) mRNA 药物

信使核糖核酸(messenger RNA,mRNA)技术的研究可以追溯到 20 世纪 90 年代,但当时由于 mRNA 的不稳定性和体内递送的困难,其应用受到限制。随着技术的进步,科学家们通过化学修饰和纳米颗粒递送系统等手段,显著提高了 mRNA 的稳定性和递送效率。mRNA 技术在疫苗的开发中取得了突破性进展,辉瑞公司和 BioNTech 公司的 Comirnaty 以及莫德纳公司(Moderna)的 Spikevax,是全球首批获得紧急使用授权的 mRNA 疫苗,它们通过编码冠状病毒的刺突蛋白,引发人体免疫反应,其中 2021 年 Comirnaty

的销量为 177 亿美元,取得了巨大成功。未来,mRNA 技术有望扩展至更多疾病的预防和治疗,包括传染病、癌症、自身免疫疾病和遗传性疾病。

二、人工智能与深度学习

人工智能是 21 世纪以来最具颠覆性的科学技术,其快速发展也深远地影响了制药行业的发展,使得预测有效分子结构、分子与人体蛋白相互作用等成为可能,极大地提升了人类筛选药物的广度、深度和速度,有望帮助制药企业节省药物筛选的巨大成本,加速革命性药物的开发。

(一) AI 辅助药物设计

AI 在辅助药物设计上具有多方面功能,如 AI 用于高通量虚拟筛选,可以在短时间内筛选出数百万个化合物,预测其与靶点的结合活性。AI 还可以生成和优化新药分子,预测其物理化学性质和生物活性。Insilico Medicine 等公司已利用生成对抗网络(Generative Adversarial Network,GAN)和强化学习技术设计新药分子。

(二) AI 辅助生物分子结构预测

AI 通过深度学习人类蛋白质数据库,能够以极高的准确率预测其他蛋白质的空间结构甚至其与任意分子的相互作用,代表性的软件是AlphaFold。AlphaFold 是由 DeepMind 开发的一种基于人工智能的系统,用于预测蛋白质的三维结构,可以预测蛋白质数据库(Protein Data Bases,PDB)中几乎任何分子的结构,通常具有原子精度,包括配体(小分子)、蛋白质、核酸(DNA 和 RNA)以及含有翻译后修饰(Post-transtational Modification,PTM)的生物分子。自发布以来,AlphaFold 在生物分子结构预测方面取得了显著成果,推动了生物学和药物研发领域的进步,其预测结果被证明与通过大量实验测定的蛋白质空间结构高度吻合,其核心技术包括卷积神经网络和图神经网络,这些技术能够处理和分析复杂的生物数据。科学家可以利用 AlphaFold 预测的蛋白质结构来理解生物分子如何工作,以及它们在细胞中的功能。例如,AlphaFold 已经被用于研究与人类疾病相关的蛋白质,制药公司可以使用 AlphaFold 的预测结果来识别新的药物靶点,加速药物发现过程;准确的蛋白质结构信息可以帮助设计更有效的药物分子,改善药物与靶点的结合。

（三）AI 辅助药物生产线监测

AI 可以实现生产线的自动化控制，包括原料的投放、混合、压片、包装等过程，提高生产效率。AI 算法还可以优化生产工艺参数，如温度、压力、混合时间等，确保产品的最佳质量和性能。AI 系统可以实时监控生产线的各个环节，收集和分析数据，以确保生产过程的稳定和产品质量的一致性。通过分析设备的运行数据，AI 可以预测设备故障并提前进行维护，减少停机时间和生产中断，未来 AI 还可以根据药物特点辅助生产线的设计和建设。

三、基因编辑

基因编辑技术极大地推动了药物研发，通过精确修改基因序列，可以创建更有效的疾病模型，进行靶向治疗和个性化药物的开发。这项技术已经在多个领域显示出巨大的潜力和实际应用效果。

（一）药物靶点的识别和验证

靶点识别是指确定疾病相关的基因或蛋白质，这些基因或蛋白质是药物开发的潜在靶点。通过靶向这些基因或蛋白质，可以有效地干预疾病进程。靶点验证是指通过实验手段确认潜在药物靶点在疾病中的实际作用和临床相关性。利用 CRISPR‑Cas9 技术，可以系统地敲除特定基因，并观察其在生物体或细胞中的功能变化，从而识别与特定疾病相关的靶点基因。通过 CRISPR‑Cas9 技术，还可以在动物模型（如小鼠）中敲除或敲入特定基因，观察其对疾病进程的影响，从而验证该基因作为药物靶点的可行性。

（二）精准疾病模型的创建

基因编辑技术，特别是 CRISPR‑Cas9 技术，加快了疾病模型的创建速度，为研究疾病机制和开发新药提供了强有力的工具。CRISPR‑Cas9 技术可以在小鼠中引入特定的基因突变，模拟人类癌症。例如，通过敲除小鼠的 p53 基因，可以创建出一种与人类肺癌或乳腺癌相似的小鼠模型，用于研究肿瘤的发展和测试新的抗癌药物。此外，通过基因编辑技术，可以在体外的人类细胞系中引入特定的基因突变,创建癌症细胞模型。这些模型可以用于研究癌症的发生机制、筛选抗癌药物,并探索其耐药机制。例如,利用CRISPR 技术敲除 BRCA1 或 BRCA2 基因,可以创建乳腺癌细胞模型,用于研究这些基因在乳腺癌中的作用。基因编辑技术在疾病模型创建中的应用前景广阔,未来的研究将继续优化这些技术,进一步提高编辑效率和精准度。此外,多样化的动物模型和细胞模型将不断被开发出来,助力医学研究和新药开发。

(三) 基因治疗

基因治疗是利用基因编辑技术来修复或替换有缺陷的基因,以治疗遗传性疾病、癌症和其他慢性疾病的创新疗法。通过基因编辑工具(如CRISPR‑Cas9、TALEN、ZFN 等),可直接在患者体内或体外修改有缺陷的基因,以恢复正常功能。2017 年 FDA 批准首个在体基因治疗药物LUXTURNA(voretigene neparvovec),用于治疗 RPE65 基因突变引起的遗传性视网膜疾病。临床试验显示,LUXTURNA 能够显著改善患者的视力。该药物通过 voretigene neparvovec 载体装载正常的 RPE65 基因进入视网膜色素上皮细胞,替代缺陷基因功能,使细胞表达功能性 RPE65 酶,从而恢复视觉循环。在三期临床中,该疗法使 20 位已失明患者得以重见光明。LUXTURNA 获得 FDA 优先审评和突破性治疗认定以及孤儿药认定,为因RPE65 基因突变而失明的患者带来希望,同时为科学家突破其他数百种先天基因缺陷导致的眼科疾病奠定了基础。

四、药学学科交叉融合

随着制药行业由化学药物时代向生物制药、AI 制药、基因药物时代迈进,单纯掌握药学知识已不能满足药学工作的要求,快速高效地学习并融合多个学科最新的知识、工具成为药物研发的必然需求,药学领域学科交叉融合的重要性达到了前所未有的高度。

(一) 药学与材料学学科交叉融合

药学与材料学的交叉研究已经在多个方面取得了显著的成果,推动了药物递送系统、药物稳定性、控释制剂和新型治疗方法的进步。许多不产生药效的分子和材料被发现具有缓控释药物、提高药物稳定性、靶向递送药物到指定器官等作用。例如,脂质纳米颗粒可以通过纳米技术制备的脂质囊泡封装药物,提高其在体内的稳定性和生物利用度;通过将药物包裹在生物可降解的聚合物基质中,可以逐渐释放药物,减少给药频次;磁性纳米颗粒在外加磁场的作用下,可以精确地将药物递送到靶组织;pH、光、热敏材料可以控制药物在特定条件下释放,提升药物治疗的精确性和效果。

(二) 药学与基因组学学科交叉融合

随着人体全基因测序的普及,药学与基因组学的交叉研究在现代医学和制药领域取得了显著的成果。这种融合不仅推动了个性化医疗的发展,还显著提高了药物开发的效率和治疗效果。通过基因检测确定患者基因型,可针对性地开发靶向药物、调整药物剂量、减少不良反应。例如,针对 EGFR 基因突变的非小细胞肺癌,使用 EGFR 酪氨酸激酶抑制剂(如厄洛替尼),可显著提高患者的生存率。

(三) 药学与人工智能学科交叉融合

人工智能与最新药物筛选与评价技术有密切关系,各类药物开发软件和理论日新月异,药学与人工智能需要深度的交叉融合。各类药物开发软件涵盖了分子建模与分子间相互作用预测、虚拟筛选与药物发现、计算药学与毒理学、数据管理与分析、分子结构预测、药物疗效和安全性预测等一系列高效功能。AI 与药学的融合通过优化药物发现和设计、提高临床试验效率、推动个性化医疗和开发智能药物递送系统,显著提升了药物研发的效率和治疗效果。这种融合不仅推动了制药工业的创新发展,也为患者带来了更精准和高效的治疗选择。

第三节　美国的产教融合发展

美国是全球最大的经济体之一,拥有巨大的市场规模、高度多样化的工业结构和强大的创新能力。在美国的发展过程中,产教融合在工业化和现代化进程中起到了巨大的作用。美国产教融合的主要特点是通过 STEM 计划(图 8-2)将科学、技术、工程学、数学四个基础科学融入从幼儿园开始的全周期教育中,使受教育者拥有解决问题的逻辑思维和设计推理能力。近年来美国也将艺术和人文加入 STEM 计划中,提升受教育者的毅力、适应能力、合作能力和组织能力。

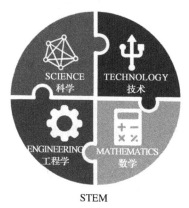

图 8 - 2　STEM 计划

一、美国产教融合相关法规解析

(一)美国 STEM(Science 科学,Technology 技术,Engineering 工程学,Mathematics 数学)教育计划

STEM 教育计划指出了科学、技术、工程学、数学的重要作用。在过去 30 余年里一系列的 STEM 保障性文件推进了美国教育体系将 STEM 教育融入从幼儿园到终身教育的全教育周期。计划指出要联合学习者、家庭、教育者、社区和雇主,旨在使每个受教育者拥有严谨的逻辑思维以及新技术、新技能储备。2018 年美国将艺术和人文科学也加入 STEM,以期提升人的批判性思维、解决问题能力、高阶思维、设计和推理等思维能力的同时,提升受教育者的毅力、适应能力、合作能力、组织能力和责任感等行为能力。

STEM 计划起源于 1986 年,当时美国深刻认识到信息时代下科技进步与创新是经济发展的动力,美国国家科学基金会(National Science Foundation,NSF)同年发布了《科学、数学和工程本科生教育》(Undergraduate science,mathematics and engineering education)的报告,强调加强高等教育,以使美国保持科学和技术领先地位。

2007年10月3日，美国国家科学基金会发布《国家行动计划：应对美国STEM教育体系的重大需求》(National action plan for addressing the critical needs of the U.S. science, technology, engineering, and mathematics education system)中提出，应提高幼儿园到大学的STEM教育质量，建立国家STEM教育内容指南，确保STEM学习的连续性、相关性和严谨性。

2013年5月，奥巴马政府发布了STEM教育第一个五年计划——《联邦政府STEM教育五年战略计划》(U.S. federal STEM education 5-year strategic plan)。该计划宣布，美国政府将投入超过10亿美元，用于STEM教育的推广和教师培训等工作。2016年奥巴马还签署了一个最终预算，投入30亿美元专门用于STEM教育项目。

2016年9月，正值美国STEM教育实施30周年之际，美国教育部(Department of Education in US)发布了《STEM 2026：STEM教育中的创新愿景》(STEM 2026：a vision for innovation in STEM education)，把开展早期STEM教育作为实现未来10年愿景的八大挑战之一，要求各州政府、教育部门、社会机构等加大早期STEM教育的财政拨款和研究资助，倡导各相关机构提供更多如电视节目、手机软件等学习STEM的资源，促进早期STEM的发展。

2017年1月，美国早期儿童STEM工作组(The Early Childhood STEM Working Group)发布《早期STEM教育不容小觑：为所有幼儿提供高质量STEM学习经验》(Early STEM matters：providing high-quality experiences for all young learners)研究报告，阐述了开展早期STEM教育的4个指导原则，指明了早期STEM教育开展的方向。

2018年12月3日，美国白宫发布了STEM教育第二个五年战略计划《制定成功之路：美国STEM教育战略》(Charting a course for success：America's strategy for STEM education)。该计划的目标是让所有的受教育者终身受益于高质量的STEM教育，使美国成为全球STEM扫盲、创新和就业方面的领导者。计划指出，在过去的25年里，STEM教育已经从4个交叉学科的集群发展成为对21世纪经济至关重要的更具凝聚力的知识库和技能集，严谨的学术概念应与实际应用结合在一起，学生应在学校、社区、工作和更广泛的场景中应用STEM知识。STEM教育的政策制定者还将STEM扩大到艺术和人文学科，指出现代STEM教育不仅应关注人的批判性思维、解决问题能力、高阶思维、设计和推理能力等，还要关注毅力、适应能力、合作能力、组织能力和责任感等行为能力。

（二）美国《劳动力创新与机遇法案》（Workforce Innovation and Opportunity Act，WIOA）

2014年，美国时任总统奥巴马签署了美国《劳动力创新与机遇法案》，该法案指出美国职业培训体系中有很多重复培训，还有些培训流于形式，因而法案要求消除重复的培训内容。同时每个州和地区需要建立本地工作发展委员会，委员会由当地雇主、劳动组织代表、教育机构和政府代表组成。这些委员会负责分析辖区内的劳动力需求，据此设计培训项目，并制定绩效指标来评价新的培训课程是否运作良好，以此满足雇主需求。WIOA提供资金支持建设一站式就业中心，中心向求职者和雇主提供各种服务，包括职业培训、职业规划和就业援助。这些服务旨在更好地匹配劳动力需求和供给。WIOA还强调对有就业障碍的青年提供支持，包括提供职业教育和实习机会，以及提高基础技能和就业准备技能的培训。该法案还通过整合教育、培训和就业服务，强化了对职业技术教育的支持。法案鼓励教育机构与当地雇主和行业合作，确保培训项目与地区经济的需求相符，从而提高毕业生的就业率和职业技能。

（三）美国《职业技术教育法》（Vocational Education Act）

美国《职业技术教育法》是美国职业教育方面的基本法，其立法是基于十九世纪末美国颁布的职业教育方面的法规。

美国在十九世纪末基本实现了工业化。1862年，国会通过了《莫雷尔》法案，主要内容为联邦政府划拨经费给各州专用于建设讲授农业和机械工艺知识的学院，该创新性的法案也是美国职业教育的开端。

1917年，美国国会通过了《史密斯-休士》法案，该法案把职业教育划分为农、工、商、师范等专业，奠定了美国职业教育制度的基础。

1963年，美国国会通过了《职业教育法》，该法案将职业教育扩充到了所有领域并开始关注个人发展，标志着美国职业教育体系的形成，使得美国几年内在职业教育领域投入的资金翻倍，很好地满足了二战后美国经济发展的需要。

1984年，美国颁布《卡尔D帕金斯法案》，指出职业教育范畴应更广泛、更具有灵活性、更重视弱势群体、更重视成人教育。1990年，该法案经过修订，强调了：（1）理论课与实践课要紧密结合起来；（2）职业教育应与学术教育结合，增加工人的创造性；（3）根据各地区不同发达程度和产业特点，差异化资助职业教育。2006年该法案经过修订，形成了《美国职业技术教育法》，成为美国政府顺应新技术革命，确保美国科技领先的重要法案。

这部法案的变迁体现了美国产教融合理念的转变：从关注生产效率到关注人的全面发展，从关注生产工人的熟练程度到关注新技术新知识的全民普及。这具体体现在法案的修订越来越关注终身教育，关注弱势群体教育，以及畅通熟练技术工人进修成为高层次人才的通道，越来越重视学术教育和职业教育的结合。在政府资助方面，该法案提升了各州的自主权，使得各州可以根据自己的产业特点制定职业教育计划，在责任评估和绩效评价方面，各州政府主体责任上升，评价指标不断扩展，越来越重视评估的客观性和公正性。

二、美国产教融合发展的启示

在信息技术革命的背景下，美国的产教融合发展越来越多地关注将新技术的学习融入产教融合，力求在AI人工智能、生物制药等领域保持全球领先，打破过去工人负责操作，高层次人才负责研究的界限，使得全民拥有创新能力和转化新技术到生产中的意识，这对中国在新技术革命下的产教融合发展很有启发。中国可以逐步将最前沿的科学技术讲解融入课堂和工作中，潜移默化地激发学生以及工人运用新技术的兴趣和能力，使中国逐步成为创新强国。

第四节　德国的产教融合发展

德国的工业实力在全球享有盛誉，其以高质量的制造业、精密工程和技术创新而著称。产教融合是德国工业成功的关键因素之一，其独特的双元制教育系统（Duale Ausbildung）为工业和创新的持续发展提供了坚实的人才基础。双元制教育系统（图8-3）指学生在完成小学教育后，近一半学生开始双元制教育，60%的时间在企业工作，40%的时间在学校学习理论知识，并且学生在教育的各个阶段可以有条件地在两种教育模式下转换。这一模式深深植根于德国的法律和政策框架中，得到了政府、行业协会、企业和教育机构的广泛支持和参与。其主要特点是早期学生就接受职业教育，并且政策提供了灵活的企业学校转换机制，给需要提升知识水平的工人和需要提升实践技能的学生转换的机会，并提供合理的报酬，促进学生实践技能和理论知识相辅相成地发展。

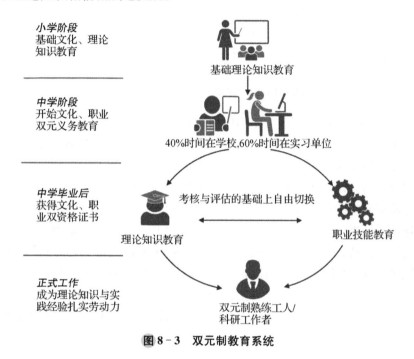

小学阶段
基础文化、理论知识教育

基础理论知识教育

中学阶段
开始文化、职业双元义务教育

40%时间在学校,60%时间在实习单位

中学毕业后
获得文化、职业双资格证书

考核与评估的基础上自由切换

理论知识教育　　　　职业技能教育

正式工作
成为理论知识与实践经验扎实劳动力

双元制熟练工人/科研工作者

图 8 - 3　双元制教育系统

一、德国产教融合相关法规解析

（一）《职业教育法》(Berufsbildungsgesetz-BBiG)

《职业教育法》是德国职业教育和培训的基石，它规定了职业教育的框架、标准和质量保证机制。法律明确规定了双元制职业教育的结构，即学生在职业学校(Berufsschule)学习理论知识的同时在企业中进行实习，获取实践经验。企业和职业学校之间的紧密合作确保了教育内容与实际工作需求的一致性。该法律完整规定职业培训合同的要求、培训内容、培训计划、考试和认证标准。培训合同必须以书面形式明确双方的权利和义务，包括培训期限、试用期、培训内容和报酬,同时设立质量控制机制,确保职业教育的高标准和一致性,包括定期评估和认证程序,确保培训质量和内容的规范化。该法律还鼓励灵活的培训方案,以适应不同学员的需求,包括灵活的培训时间和个性化学习路径,允许学员根据个人情况调整培训进度。总而言之,该法律为德国的职业教育提供了系统性的法律保障,确保了教育质量和学员权益,通过明确的规定和监督机制,BBiG 促进了职业教育的高效和公平发展,为社会和经济的发展提供了坚实的人才基础。

(二)《工匠法》(Handwerksordnung-HwO)

《工匠法》涉及德国手工业部门的职业教育和培训,特别是那些需要官方认证的手工业职业(如电工、木工)。该法律也支持双元制教育模式,要求学徒在经过企业的实际培训和职业学校的理论学习后,通过最终考试来获得职业资格。该法律明确定义了手工业是指需要特殊技能和专业知识,并通过培训和实践获得技能的行业。法律详细列出了哪些行业属于手工业,并规定了从事这些行业所需的资质,包括学徒期、培训内容和考试要求。学徒期通常包括企业内的实际操作培训和职业学校的理论学习,通过培训和考试,学员可以获得工匠证书,证明其具备相应的职业技能和知识。该法律要求手工业从业者严格遵守质量控制和安全标准,保护消费者免受劣质产品和服务的伤害。其中还包括了技术培训和资格认证的内容,以确保工匠具备高水平的专业能力,造就德国产品的口碑。

(三)《高等教育法》(Hochschulrahmengesetz-HRG)

《高等教育法》规定了高等教育机构的基本任务和目标,包括提供高质量的教育和科研服务,促进学生的全面发展,以及推动社会和经济的进步。该法律强调高等教育的公共服务性质和教育公平,鼓励高等教育机构与外部合作伙伴合作,这包括联合研究项目、企业资助的教育和实习项目。法律支持大学生通过实习和合作项目获得实践经验,促进了大学教育与产业需求的对接。法律还要求学校进行自我评估和外部评估,鼓励课程多样化和创新以适应社会和经济的发展需要。《高等教育法》通过规范高等教育机构的运行,确保了教育的质量和公平,推动了德国高等教育的发展,该法律不仅提供了高等教育机构管理的法律框架,还保障了学术人员和学生的权利,促进了教育的公平与包容。

（四）教育链计划（Bildungsketten）

教育链计划是德国联邦教育部和劳动部联合推出的一项计划，旨在协助学生从学校过渡到工作岗位。该计划通过一系列措施，如职业准备课程、学徒准备措施和职业指导，帮助年轻人顺利进入职业教育和劳动市场。该计划从早期开始为学生提供职业导向教育和咨询，帮助他们更好地了解自己的兴趣和能力，从而做出更好的职业选择。这包括在学校内开展职业兴趣测试、职业体验日以及与企业合作的实践项目，通过以上项目的实施，该计划使德国学生在早期就能根据自己对真实工作环境的感受调整自己的学习方向，更明智地进行自己的职业规划。

（五）职业教育创新计划（Innovations in Vocational Education and Training）

职业教育创新计划是欧洲各国共同实施的职业教育推进计划，旨在通过多种策略提升职业教育与培训的质量和适应性，确保其能够满足现代经济和社会的需求。该计划着眼于更好地将职业教育与不断变化的产业需求和技术进步相结合，包括了数字化、可持续发展等方面的内容。该计划重点关注将数字技术整合到职业教育中，这包括在教学中使用数字工具和平台，以及开发适应数字经济需求的新课程，以涵盖物联网、自动化和人工智能等新技术，这些创新举措能够确保学员掌握先进的技术技能，以满足现代工业的需求。

二、德国产教融合发展的启示

德国以其独特的双元制教育系统而闻名，该系统成功地将理论教育与职业实践紧密结合，为德国的职业教育和技术人才培养提供了有效的制度保障。该模式最大的特点是将培训场地放在了企业，从初中开始便有三分之一以上的学生开始企业实训，并且实训的时间超过理论学习时间，极大地缩短了学生成为熟练工人的时间。中国国情与德国不同，一是德国已形成固定的工业体系，大企业多，新企业少，企业培养的熟练工人大多还是留在了原来的企业，而中国创业企业较多，各行业飞速发展，整合速度快，培训后的工人可选择空间大，不一定会一直留在原企业。二是中国大多数企业没有培训未成年学生的经验和课程准备，这些培训同样需要不小的投入。三是未成年人在培训期是否是正式工人很难界定,工作产生的收益难以分配,离职产生的损失难以挽回。

虽然中国很难完全照搬德国双元制教育体系,但可以建立一些试点企业,根据参与双元制培训学生的熟练度确定薪酬,使企业在倾力培训学生的同时也可以获得相应的收益。中国还可以在建立和完善职业教育体系时,更加注重理论与实践的结合,提高教育的实用性和针对性,使企业更加积极地参与到职业教育和培训中,与教育机构共同培养人才。另外,可以进一步完善产教融合相关的政策和法规,通过提升职业教育的社会认可度和吸引力,鼓励更多学生选择符合自身兴趣和市场需求的职业教育道路。

第五节 日本的产教融合发展

日本的工业和创新体系以较高的技术精密度、有效的产教融合以及强大的制造业基础而著称。日本工业的成功得益于其在自动化、电子、汽车制造、机器人技术和其他高科技领域的领先地位。日本以较小的国土面积培育出许多高科技企业,与其"产学官"的产教融合模式(图8-4)密切相关。"产"即产业界,"学"即学校,"官"即政府部门,其中政府部门处于主导地位,

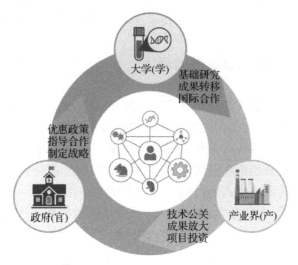

图8-4 "产学官"的产教融合模式

产业界和学校根据政府的指导政策进行合作，同时也拥有很大的自主权。日本产教融合的主要特点是注重集中社会力量攻关高科技项目，同时通过国际交流获取最新技术知识。另外，因为人口老龄化问题，日本政府非常注重终身学习教育，为还想工作的老年人提供教育培训和就业帮助。

一、日本产教融合相关法规解析

（一）产学官协同系列政策

产学官协同系列政策法规通过设立特定的机构和制度来促进大学和企业、政府和民间的合作，促进技术转移和知识共享，推动科技成果的商业化。例如，它允许大学内部设立"技术许可组织（Technology Licensing Organization，TLO）"，这些组织专门负责管理和商业化大学的研究成果。此外，法律还鼓励企业资助大学的研究项目，并通过共同研究和开发协议来促进技术转移。这些措施旨在将大学的科研能力与企业的市场需求紧密结合，加速创新技术的实际应用。政策规定各级政府设立专门机构，负责协调和管理产学官协同项目，建立有效的评估机制，定期评估项目进展和成果，确保资源的有效利用。日本的产学官协同系列政策通过制度化的合作机制和政策支持，促进了科技创新和产业发展，该法律不仅推动了技术转移和商业化，还增强了日本在全球科技领域的竞争力。

（二）日本教育振兴基本计划

日本教育振兴基本计划鼓励大学根据社会和产业的变化来更新教育内容和教学方法，以提高学生的就业竞争力。具体措施包括与企业合作开发职业技能培训课程，增加学生的实习机会，以及引入行业专家参与课程教学和学生指导。这些举措有助于学生了解行业最新趋势，掌握实用技能，为未来的职场做好准备。该战略增加了对大学科研项目的资金支持，特别是在新兴技术领域如人工智能、机器人技术和生物技术。该计划注重跨学科教育和综合能力培养，通过产学合作，推动技术创新和成果转化。日本政府还推出了全球顶尖大学计划（Top Global University Project），选定 37 所大学进行重点支持，提升其国际化水平。这些大学通过强化外语教育、增加国际交流项目和吸引国际师资等措施，致力于培养具有全球视野的人才。总而言之,日本的高等教育振兴计划通过推进国际化、支持科技创新和人才培养改革等多项措施,提升了日本高等教育的整体水平和国际竞争力。这一战略不仅为学生提供了更优质的教育资源,也为社会和经济的发展注入了新的动力。

(三)新产业结构愿景

日本的新产业结构愿景(New Industrial Structure Vision)旨在通过引入和推广先进技术,如物联网(Internet of Things,IoT)、大数据、人工智能(AI)和机器人技术,重塑日本的经济和社会结构。在推动产业结构转型的过程中,该愿景突出了人才培养的重要性,并提出了增强大学与企业合作的多项措施。例如,通过设立产学合作研究中心,联合开展产业技术研究项目,支持创业教育和学生创新项目,这些措施旨在培养具有创新意识和技术能力的人才,满足新兴产业的发展需求。该愿景提出通过研发和应用先进技术,增强日本在全球市场中的技术竞争力,推动高附加值产业的发展,利用新技术应对老龄化社会、劳动力短缺、环境保护等社会问题,提升生活质量和社会福祉。该愿景还提出促进产业链上下游企业的合作,构建产业集群,实现资源共享和协同创新,建立区域创新中心,推动技术转移和产业化应用,并加强国际交流合作。总之,日本的新产业结构愿景致力于提升产业竞争力、解决社会问题和实现经济可持续发展,积极构建一个创新驱动的经济体系。

(四)《终身学习振兴法》

日本是世界上人口老龄化最严重的国家之一。截至2023年9月15日,日本老年人口(65岁以上)比例为29.1%。《终身学习振兴法》旨在通过延长老年人的寿命,增加其社会参与度,减轻人口老龄化对经济和社会造成的压力。该法律提倡建立一个支持终身学习和职业发展的环境,鼓励教育机构、企业和政府共同参与。具体举措包括开发适合成人的灵活教育课程、提供在线学习资源,以及在职业培训中引入最新的产业知识和技能。这些措施旨在帮助在职人员不断更新知识和技能,适应快速变化的职业生涯需求。该法律通过多方面的措施,促进老年人持续参与社会经济活动,提升他们的健康和福祉。这一法律的实施不仅为日本应对人口老龄化提供了有效的解决方案,也为其他国家提供了宝贵的经验。

二、日本产教融合发展的启示

上述法案和政策文件反映了日本政府在促进产教融合方面的综合策略，政府不仅关注学生的职业技能培养和就业准备，也重视在职人员的终身学习和职业发展，以及大学科研成果的商业化和技术转移，这些措施旨在建立一个更加灵活、互动和创新的产教融合生态系统。中国在推进产教融合的过程中，可以借鉴和学习日本的部分经验。日本在产教融合方面有其独特的优势和做法，特别是在政府引导、职业培训、校企合作以及终身教育体系方面。中国可以增加地方政府的主导作用，各级政府可以根据地方产业特点，协调资金分配、指导研发方向、制定连续的配套政策，调动学校和企业集中力量攻关关键产业的关键技术。政府还可以指导校企加强沟通和合作，建立更多长期稳定的合作关系，让企业参与到教育全过程，包括课程设置、教材编写、师资培养等。另外，加强高校和研究机构与产业界的合作，促进科研成果的快速转化和应用，提升教育和研究的实用性和前瞻性也具有重要意义。

第六节　中国的新时代产教融合道路

中国的产教融合发展经历了艰难的探索。在大规模工业化之前，中国劳动人民大部分从事低附加值、重复性劳动工作，改革开放后中国义务教育覆盖率大幅提高，数据显示截至 2022 年中国义务教育普及率已达 95.2%，同时完备的工业体系也初步建立，中国的产教融合体系也从探索阶段走向成熟。面对日新月异的新一代科学技术革命，美国、德国、日本分别提出了新兴高科技产业的产教融合措施，中国的产教融合体系也逐步向高附加值产业转型，依托高新科技成果的新质生产力产教融合需求迅速增加（图 8 - 5）。中国正在不断优化产教融合的发展路径，培养适应新时代需求的人才，为实现经济高质量发展和社会全面进步提供坚实保障。在这一过程中，产教融合不仅是教育改革的重要方向，更是科技创新和经济发展的重要支撑，必将在新一代高科技人才的培养中发挥更加重要的作用。本节将探讨中国可借鉴的美国、德国、日本的产教融合措施，以及适应新一代科学技术革命的产教融合模式。

中国

中国义务教育覆盖率已大幅提高，完备的工业体系已初步建立，产教融合体系逐步向高附加值产业转型，依托高新科技成果的新质生产力产教融合需求迅速增加。

美国

美国通过STEM计划将科学，技术，工程学，数学(后加入人文、艺术)融入从幼儿园开始的全周期教育中。

德国

德国学生初中开始就接受职业教育，工种多达320种，并且提供了灵活的企业学校转换机制，需要提升知识水平的工人和提升实践技能的学生可转换学习方式。

日本

日本产教融合注重集中全社会力量攻关高科技项目。因为人口老龄化问题，日本政府也非常注重终身学习教育，为还想工作的老年人提供教育培训和就业帮助。

图 8-5　中国、美国、日本、德国产教融合的主要特点

一、可借鉴的外国产教融合措施

(一) 可借鉴的美国产教融合措施

美国将科学、技术、工程学、数学(后加入人文、艺术)融入从幼儿园开始的全周期教育中，学生从幼儿园就开始学习用多学科知识解决实际问题。后来加入的人文与艺术学科则进一步提升了受教育者的毅力、适应能力、合作能力和组织能力。中国可以学习美国贯穿幼儿园到终身的全学科融合教育，让学生拥有丰富的知识储备和广阔的思维能力来解决实际问题。

(二) 可借鉴的德国产教融合措施

德国的双元制教育为中国培养技术工程师提供了重要思路。德国双元制教育的特征主要是学生参加社会实践早(初中)、时间长、专业工种多。德国有 93 个职业大类，371 个职业(如技术专员、汽车内饰技术工人)，并且各个岗位均有严格的考试与合格证制度，每年根据情况调整产业目录，保证了

正式走上工作岗位的员工能够快速、规范、高质量地完成工作。

（三）可借鉴的日本产教融合措施

日本集中力量攻关重大科技项目的产学官模式使得日本利用有限的资源快速发展成为发达国家。中国已在集成电路、新能源汽车等领域成功实践了短时间、高投入、全社会参与的重大技术攻关模式，可进一步设立高校技术转化机构，统一管理高校技术成果，提升校企沟通便利性，最大化利用科技成果和资金。此外，日本的终身教育模式也值得学习，即为中老年退休人群提供传授经验的机会、再学习再就业机会可以缓解出生人口减少带来的一系列问题，同时也为想继续工作的中老年人提供平台。

二、适应新一代科学技术革命的产教融合模式

（一）推动教育内容与产业需求的对接

以人工智能为代表的新一代科技革命带来了产业结构的深刻变革，催生了大量的新兴产业和岗位，对人才的需求也发生了显著变化。为了满足这些新需求，教育内容需要不断更新和调整，传统的教育模式已经不能适应新兴产业的快速发展，产教融合成为必然选择。在这一背景下，中国的高校和职业院校需加大与企业的合作，了解企业运用最新技术的情况与案例，通过引入企业真实项目、共建实验室和实践基地，推动教育内容与产业需求的无缝对接，培养具备实际操作能力和具有新科技思维的复合型人才。

（二）注重教育模式的创新与变革

新一代科技革命为教育模式的创新提供了强大的技术支撑。在线教育、智慧教室、人工智能教学、虚拟实验室等新型教育形式不断涌现，使得教育更加灵活、多样和个性化。例如，人工智能技术可以根据学生的学习数据，提供个性化的学习路径和辅导方案；虚拟现实技术可以模拟真实的工作环境，帮助学生更好地掌握操作技能。这些技术的应用不仅能提升教学效果，也增强了学生的学习兴趣和积极性。

（三）加速产学研一体化进程

快速迭代的新技术要求科研成果能够快速转化为生产力,推动经济社会发展。通过建立产学研一体化平台,高校、科研机构和企业可以共享资源、优势互补,形成协同创新的良好局面。例如,中国的高校在与高科技企业的合作中,可以通过共建研究中心、联合开发项目,推动科技创新,促进科研成果的产业化应用,为国家经济发展提供有力支撑。

（四）促进国际合作

国际合作也可以推动中国产教融合的发展。中国可以积极与国际教育机构和企业合作,提升教育水平、引进先进技术,通过参与国际科研合作项目、引进海外高层次人才、开展国际化教育交流等方式提升中国教育的国际影响力和竞争力。

（五）推动终身学习理念的普及

新一代科技革命带来的知识更新速度加快,要求劳动者具备持续学习和自我提升的能力。产教融合在推动终身学习理念普及方面发挥了重要作用,通过建立企业与教育机构的合作机制,企业员工可以在在职期间接受继续教育和职业培训,提升自身的职业技能和综合素质。同时,高校和职业院校也可以通过开设在线课程、夜校和业余班等,为社会提供多样化的学习机会,推动全民学习和终身学习。

第七节　国外制药企业产教融合案例

药企通过与高等教育机构建立紧密的合作,不仅推动了科研成果的快速转化,还为医药行业培养了一批批高素质的专业人才,激发了行业创新的活力。这些药企在产教融合过程中提供了资金支持,还开放了企业资源,与高校共同开展科研项目,实现了产学研的无缝对接,加速了新药的研发进程,为整个医药产业链的持续发展注入了新的动力。国外药企与高校在产教融合方面的实践成果较多,本节以辉瑞、罗氏、默克等国际知名药企为代表进行阐述(图 8-6)。

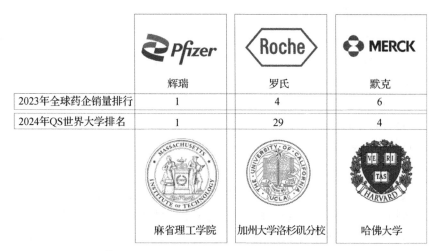

	辉瑞	罗氏	默克
2023年全球药企销量排行	1	4	6
2024年QS世界大学排名	1	29	4
	麻省理工学院	加州大学洛杉矶分校	哈佛大学

图 8-6　国外药企与高校产教融合合作的案例

一、国外药企与高校的产教融合合作案例

（一）辉瑞与麻省理工学院（Massachusetts Institute of Technology，MIT）的合作

辉瑞是全球领先的生物制药公司，而麻省理工学院则是世界顶尖的大学之一。两者之间的合作充分利用了各自的优势，辉瑞在药物开发和商业化方面的经验与麻省理工学院在生物医学研究领域的创新能力相结合，共同推动了医药领域的前沿科学研究和技术创新。

1.合作内容和形式

辉瑞和 MIT 通过建立联合研究项目，聚焦于新药发现、疾病机理研究、生物技术新方法等领域，特别是在生物制药领域，双方利用合成生物学的先进技术，提高了生物制药的效率和成本效益。在合作过程中，双方的项目往往涉及跨学科的合作，包括生物学、化学、计算机科学等。辉瑞提供资金支持给 MIT 的相关研究项目，并与 MIT 共享实验室设施、技术平台和研究资源，这种资源共享不仅加速了研究进程，也降低了研究成本。

2. 人才培养与交流

辉瑞与MIT合作中包括了实习、讲座、研讨会等多种形式的人才培养和知识交流活动。MIT的学生和研究人员可以到辉瑞实习,直接参与真实的药物研发项目,而辉瑞的专家也会到MIT进行授课和技术指导,分享行业经验。该合作涉及多个学科的研究人员,包括生物工程、化学工程和计算科学领域,这种跨学科的协同工作方式,大幅提升了参与人员通过多学科知识开发药物的实践能力。

3. 成果转化和成效

双方合作的一个重要目标是将科研成果快速转化到实际应用中来,包括新药物的开发、新技术的产业化等。通过跨学科的协同工作,双方推动了技术的快速应用和创新。辉瑞与MIT的合成生物学中心(Synthetic Biology Center, SBC)共同开展多个研究项目,涵盖多个治疗领域,这些项目不仅限于药物发现,还包括生物制药工艺的优化。这种深度的合作模式促进了科研成果的产出,加速了新药的开发,也为学生提供了宝贵的实践机会,帮助他们为未来的工作做好准备。同时,这种合作也促进了学术界与产业界的相互理解和沟通,为解决复杂的产业问题提供了多元化的思路和方法。

(二)罗氏(Roche)与加州大学旧金山分校(University of California, Los Angeles,UCSF)的合作

罗氏是一家全球领先的医药和诊断公司,而加州大学旧金山分校(UCSF)是在生物医学研究领域享有盛誉的顶尖学术机构。两者之间的合作基于共同的目标,即推动医学研究的进步,加速新疗法和诊断方法的发展。

1. 合作内容和形式

罗氏与UCSF双方在多个研究领域展开合作,尤其是在癌症、神经科学和免疫学等领域。合作通常围绕新药物的发现和开发、疾病机理的研究以及新的治疗方法的探索。罗氏向UCSF的研究项目提供资金支持,同时双方在某些情况下会共享研究设施和技术资源,这种资源共享不仅有助于提高研究效率,还能加速研究成果的产出。

2. 人才培养与交流

合作中包括了博士后研究、实习机会和联合培养计划等多种人才培养

方式。UCSF的学生和研究人员有机会深入了解制药行业的工作流程,参与实际的药物开发项目,而罗氏也能从中发掘和培养未来的人才。双方定期举办研讨会和学术会议,以促进最新研究成果的交流和讨论。这些活动不仅加深了双方的合作关系,也为生物医药领域的研究人员提供了交流的平台。

3. 成果转化和成效

罗氏与UCSF的合作模式极大地促进了科学研究的深入和新技术的应用,加速了从基础研究到临床应用的转化过程。通过这种合作,罗氏能够利用UCSF在基础科学研究方面的技术开发新药,而UCSF则能够借助罗氏在药物开发和商业化方面的丰富经验将成果产业化。此外,该合作项目还为学生和研究人员提供了宝贵的学习和成长机会,培养了一批具有实际项目经验的专业人才,对促进人才的发展和行业的创新具有重要意义。

(三) 默克(Merck)与哈佛大学的合作

默克是全球领先的医药和化学公司,致力于通过创新药物和疗法来治疗疾病。哈佛大学在生物医学领域具有深厚的研究基础和丰富的创新资源,二者的合作推动了医药领域的创新和进步。

1. 合作内容和形式

默克与哈佛大学在多个前沿科学领域建立了联合研究项目,包括癌症治疗、免疫疗法、精准医疗等。这些合作项目旨在将哈佛大学的基础研究成果转化为具有临床应用价值的新疗法和药物。合作中默克提供资金、产业化支持,并与哈佛大学共享研究资源,包括实验室设施、技术平台等。

2. 人才培养与交流

哈佛大学的学生和研究人员有机会参与到默克的研发项目中,获取实际工作经验,同时,默克的专家也会参与到学校教学和研究指导中,为学生提供产业化方面的指导。合作还为学生和研究人员提供了宝贵的跨学科学习和实践机会,促进了人才的成长和发展。

3. 成果转化和成效

默克向哈佛大学提供了2 000万美元的前期资助,用于支持实验室的研究和开发工作,后期临床工作则由默克负责。此外,哈佛大学还将根据商业化里程碑支付获得进一步的款项和分级专利费。合作协议中明确了知识产权的归属和成果转化的机制,确保双方合作的研究成果能够得到有效保护,并在商业化过程中得到合理利用。哈佛大学的科研能力和默克的临床开发及商业化能力的结合,加速了药物从实验室到市场的转化过程,推动了制药行业的发展。

二、国外产教融合开发成功的药物案例

(一) 雷帕霉素

1. 雷帕霉素的发现

1964 年麦吉尔大学(McGill University)外科医生 Stanley.C.Skoryna 率领的科考团队前往复活节岛,团队成员加拿大蒙特利尔大学(Université de Montreal)的微生物学家 Georges L. Nógrad 发现岛上的居民不会感染破伤风梭菌,因而采集了 60 份土壤样本并交给 Ayerst 制药(后来与惠氏制药合并)进行开发研究。Ayerst 制药的研发人员从土壤样本中分离出一种放线菌 *Streptomyces hygroscopicus*,并从其代谢物中分离出了雷帕霉素。

2. 雷帕霉素的研究

最初,科学家对雷帕霉素的抗真菌活性感兴趣,但后来发现它具有强大的免疫抑制作用。1972 年 Ayerst 制药把雷帕霉素样品送到美国癌症研究所(National Cancer Institute),研究发现其对实体肿瘤也具有很好的抑制作用。1988 年,Wyeth(惠氏制药)正式开始研究其免疫抑制作用。2009 年,美国国家老年研究所资助的研究显示,雷帕霉素还可显著延长小鼠的寿命,这种抗衰老效果在酵母、蠕虫、苍蝇和小鼠等不同物种的动物实验中都得到了验证,因而雷帕霉素被生物学家们认为是目前最有前途的抗衰老候选药物之一。

3. 雷帕霉素的上市和后续研究

1998 年 12 月 15 日,惠氏公司向美国 FDA 递交了新药申请(New Drug Application),并于 7 月 27 日通过了评审。1999 年 9 月 15 日,惠氏公司拿到了 FDA 正式批文,雷帕霉素被允许作为免疫抑制剂用于肾移植,随后加拿大等国家相继批准了该药的使用。雷帕霉素的发现和开发是一个典型的

产教融合成功案例(图 8 - 7),展示了学术研究机构和制药企业合作的巨大潜力。

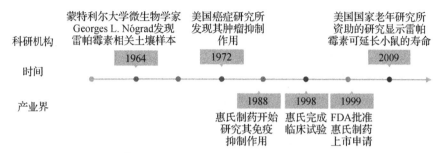

图 8 - 7　雷帕霉素的产教融合开发经历

(二) 格列卫(Imatinib,商品名 Gleevec)

格列卫是一种用于治疗慢性髓性白血病(Chronic Myelogenous Leukemia,CML)和胃肠道间质瘤(Gastrointestinal Stromal Tumors,GIST)的药物。这种药物是诺华公司和几所大学合作的成果,其中包括俄勒冈健康与科学大学(Oregon Health & Science University),其成功开发标志着针对癌症特定分子标志物的治疗时代的开始。格列卫的研发过程是一个跨学科、跨领域合作的典范,涵盖了从基础科学研究到药物开发和临床应用的全过程(图 8 - 8)。以下是格列卫研发过程中产教融合的具体内容。

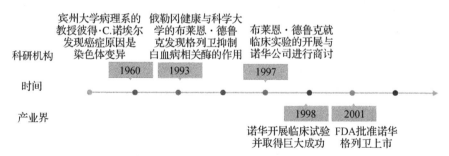

图 8 - 8　格列卫的产教融合开发经历

1. 基础研究阶段

1960 年,费城染色体首次被宾州大学病理系的教授彼得·C.诺埃尔发现,它是在慢性髓性白血病(CML)患者中观察到的一种特有染色体异常。

这一发现由学术界完成，为后续的研究奠定了基础，进一步的研究揭示了BCR‐ABL融合基因在CML发病机理中的关键作用。1993年，俄勒冈健康与科学大学的布莱恩·德鲁克发现格列卫抑制白血病相关酶的作用。

2. 药物研发阶段

1997年，在布莱恩·德鲁克的坚持下，诺华公司的研究人员基于对BCR‐ABL酪氨酸激酶的理解，开始筛选能够抑制该酶活性的化合物，这一过程涉及大量的化学和药理学研究。在众多候选化合物中，格列卫因其针对BCR‐ABL酪氨酸激酶的高度选择性和有效性而脱颖而出。

3. 临床试验和上市阶段

诺华公司与多位学者合作，共同进行了格列卫的临床试验。1998年，这些试验的结果验证了格列卫在治疗CML患者时的显著疗效。凭借积极的临床试验结果，格列卫在2001年迅速获得了FDA的批准，用于治疗CML。格列卫是产教融合的成功案例，它的上市依赖于学术界多年的基础科学研究，特别是对CML病理机制的深入理解，和诺华公司的药物开发能力，特别是在化合物筛选、药理学评估和临床试验方面的专业知识。格列卫的临床开发是校企合作的典范，学术界的科学家和制药公司之间的密切合作加速了该药物从实验室到市场的转化。

(三) 人乳头瘤病毒(Human Papilloma Virus，HPV)疫苗

HPV疫苗(如Gardasil和Cervarix)的早期开发是默克(Merck)和葛兰素史克(GSK)分别与多所大学合作的结果。这些疫苗旨在预防HPV感染，进而降低宫颈癌的发生率。该类疫苗的开发涉及包括澳大利亚阿德莱德大学(University of Adelaide)和昆士兰大学(University of Queensland)在内的多所教育机构，他们的参与在早期的基础研究和技术开发阶段起到了至关重要的作用(图8‐9)。

1. 早期基础研究和技术开发

1980年，德国癌症研究中心的哈拉尔德·楚尔·豪森(Harald zur Hausen)博士和他的团队进行了开创性的研究，发现了HPV与宫颈癌之间的直接联系，这一发现为后续疫苗研发奠定了基础。1990年，澳大利亚昆士兰大学的Ian Frazer教授和他的同事Jian Zhou博士发明了一种能够产生HPV病毒样颗粒(Virus-like Particles，VLPs)的技术，这些VLPs模拟

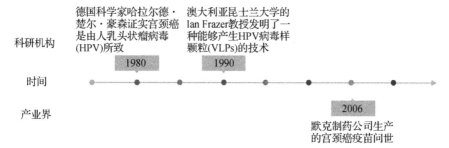

图8-9　HPV疫苗的产教融合开发经历

HPV病毒的外壳,能够引起免疫反应而不引发疾病,成为了后续HPV疫苗开发的关键。

2. 从实验室到临床试验

基于Ian Frazer团队的研究成果,昆士兰大学与制药公司默克(Merck)合作,共同开发了Gardasil疫苗。合作中,大学提供了技术专长和初步的研究成果,而默克提供了资金支持、临床开发和商业化的支持。默克进行了一系列临床试验来测试疫苗的安全性和有效性,这些临床试验涉及全球数千名志愿者,结果显示疫苗能够有效预防与HPV相关的宫颈癌前病变。

3. 知识转移和商业化

昆士兰大学通过其技术转移办公室,与默克就VLP技术进行了专利许可,这一协议使得默克能够利用这一技术进行疫苗的商业化生产。基于成功的临床试验结果,Gardasil疫苗于2006年获得了FDA的批准,并随后在全球范围内推广使用,显著减少了HPV相关疾病的发生率。HPV疫苗研发的这一过程展示了产教融合在药物开发中的重要作用,大学可以在基础科学研究、技术开发和初步临床评估方面贡献力量,并通过与制药公司的合作将科研成果转化为具有广泛社会影响的医疗产品。

参考文献

一、著作

［1］习近平.习近平谈治国理政:第2卷［M］.北京:外文出版社,2017.

［2］习近平.论教育［M］.北京:中央文献出版社,2024.

［3］郑爱民,曹锋.探索与实践——校企合作人才培养模式研究［M］.长春:吉林人民出版社,2010.

［4］尹庆民.校企合作研究:基于应用型高校的模式及保障机制［M］.北京:知识产权出版社,2012.

［5］王键吉.产学研合作教育的探索与实践［M］.北京:中国社会科学出版社,2013.

［6］王振龙."双主体"人才培养模式的探索与实践［M］.北京:科学出版社,2015.

［7］孙雷.校企合作新探索——地方高校应用型本科人才培养模式的研究与实践［M］.南京:南京大学出版社,2017.

［8］王凤领,地方本科高校产教融合应用型人才培养研究［M］.北京:中国水利水电出版社,2020.

［9］罗勇.新时代高校产教融合人才培养模式研究［M］.成都:西南财经大学出版社,2022.

［10］黄佳.产教融合一体化育人策略与实践［M］.北京:中国原子能出版社,2022.

［11］李慧,邱健,李莹.产教融合背景下创新创业人才的培养研究［M］.北京:现代出版社,2023.

［12］周二勇.高水平应用型大学产教融合研究［M］.北京:北京理工大学出版社,2023.

［13］姜伟星,产教融合理念下校企合作人才培养理论与实践研究［M］.

天津：天津科学技术出版社，2023.

[14] 马青.产教融合促进专业建设和教学改革的研究与实践[M].天津：天津科学技术出版社，2023.

[15] 曾兰燕.产教融合下的教学质量管理[M].广州：暨南大学出版社，2023.

[16] 赵巍胜，王扬，吕卫锋.新时代产教融合培养卓越工程师改革探索[M].北京：北京航空航天大学出版社，2024.

[17] 周婷.校企合作与人才培养策略的实施[M].长春：吉林出版集团股份有限公司，2024.

二、期刊文章

[1] 巩丽霞.应用型高校本科教育改革的思考——基于创新创业教育与专业教育相结合的探讨[J].国家教育行政学院学报，2011(9)：43-46,12.

[2] 陆正林，顾永安.产学研结合的再思考——兼论应用型本科高校发展[J].高教探索，2012(1)：28-30,109.

[3] 华小洋，王文奎，蒋胜永.校企合作培养工程应用型人才相关问题研究[J].高等工程教育研究，2013(1)：91-94,121.

[4] 李琳，陈京京，王杰.面向卓越工程人才培养的产学研深度合作模式[J].高等工程教育研究，2013(1)：66-70.

[5] 陈锋.关于部分普通本科高校转型发展的若干问题思考[J].中国高等教育，2014(12)：16-20.

[6] 刘振天.地方本科院校转型发展与高等教育认识论及方法论诉求[J].中国高教研究，2014(6)：11-17.

[7] 吴中江，黄成亮.应用型人才内涵及应用型本科人才培养[J].高等工程教育研究，2014(2)：66-70.

[8] 方春龙.产教融合强化校外实训基地建设[J].中国高等教育，2014(Z2)：74-75.

[9] 陈裕先，谢禾生，宋乃庆.走产教融合之路培养应用型人才[J].中国高等教育，2015(Z2)：41-43.

[10] 崔勇.打造特色专业集群助力新建地方本科院校转型发展[J].中国高等教育，2015(6)：59-60.

[11] 赵荷花.地方本科院校转型发展的问题与对策[J].教育与职业，2015(7)：24-26.

［12］王者鹤.新建地方本科院校转型发展的困境与对策研究——基于高等教育治理现代化的视角［J］.中国高教研究,2015(4):53-59.

［13］柳友荣,项桂娥,王剑程.应用型本科院校产教融合模式及其影响因素研究［J］.中国高教研究,2015(5):64-68.

［14］刘欣.走向工业4.0时代的大学人才培养耦合机制［J］.国家教育行政学院学报,2017(7):39-44.

［15］李文静.江苏企业科技人才发展需求分析——以生物医药产业为例［J］.企业科技与发展,2018(11):23-25.

［16］王晓艳,徐高魁."新工科"人才培养校企联合、产教融合实践基地建设研究——以西南林业大学校企联合基地建设为例［J］.中国培训,2019(5):12-13.

［17］汤正华,谢金楼.应用型本科院校产教融合的探索与实践［J］.高等工程教育研究,2020(5):123-128.

［18］古光甫.中国职业教育产教融合政策的历史脉络、问题与展望［J］.高等职业教育探索,2020,19(4):13-20.

［19］孙巍.基于"高校-研究基地-企业"三方协同的人才培养模式研究——以环境设计专业为例［J］.产业与科技论坛,2020,19(17):248-249.

［20］谢学,闫飞.基于产教融合的应用型本科人才培养共同体构建——以常熟理工学院为例［J］.中国高校科技,2020(8):62-64.

［21］彭振.产教融合背景下新工科师资队伍建设［J］.中国现代教育装备,2020(17):130-131,134.

［22］秦昆明,董自波,孙涛,等.面向区域医药产业优势,构建校企联合人才培养模式［J］.广东化工,2021,48(15):293-294.

［23］毕昕,李哲旭,杨蕊,等.产教融合背景下应用型本科高校核医学的课程建设［J］.中国中医药现代远程教育,2021,19(20):182-184.

［24］刘大卫,周辉.中外高校产教融合模式比较研究［J］.人民论坛,2022(3):110-112.

［25］姜丽,杨维明,张玮."基地＋平台"一站式产教融合实践基地建设研究［J］.实验技术与管理,2022,39(4):228-231,235.

［26］祖强,马贺,乔宏志.协同学理论视角下虚拟教研室建设研究［J］.中国大学教学,2022(5):51-55,74.

［27］虞晓芬,计伟荣,方学礼.课程思政赋能高质量人才培养［J］.中国高

等教育,2022(8):37-39.

[28] 张珂嘉.产教融合背景下高校"双师型"师资队伍建设研究[J].大连教育学院学报,2023,39(2):76-78.

[29] 袁小康.产教融合为新质生产力蓄能[N].经济参考报,2024-07-01(002).

[30] 王成蹊,梅文杰.新形势下药学类专业产教融合育人模式研究[J].产业创新研究,2024(12):187-189.

[31] 李正良,董凌燕,余辰龙.跨学科工程教育基层教学组织的研究与实践[J].高等工程教育研究,2024(1):16-22.

[32] 陆明,桑宇鹏,胡浙东,等.产教融合视域下产业学院助力高校人才培养模式研究[J].高教学刊,2024,10(19):161-164.

[33] 李付有,刘海龙,杨瑞雪.改革开放以来我国产教融合政策的演进历程、存在问题、原因分析以及改进建议[J].现代职业教育,2024(5):1-4.

[34] 南钢.面向新质生产力的中国高等教育:挑战与应对[J].山东高等教育,2024(3):1-8,89.

[35] 李梦楠.基于工程教育认证的产教融合协同育人路径探索[J].大学,2024(16):75-78.

[36] 杨钟.新时代高校产教融合人才培养模式的变革与创新研究[J].大学,2024(16):129-132.

[37] 李莹莹.基于产教融合的高校思政教育与劳动教育协同育人研究[J].陕西教育(高教),2024(6):43-45.

[38] 杨水根,李贺鑫,徐宇琼.新时代深化产教融合的价值意蕴、实践困囿与优化路径[J].黑龙江教育(高教研究与评估),2024(6):22-25.

[39] 辛俊亮,黄白飞,杨丽.应用型本科高校人才培养中存在的问题与对策[J].高教学刊,2024,10(15):168-171.

[40] 许梦麟.新质生产力视角下应用型高校转型逻辑、现实挑战与路向探索[J].黑河学刊,2024(3):46-52.

[41] 吴少祯,严文君,张燕玲,等.《中国医药产业高质量发展状况调研(2021—2023)》研究报告综述[J].中国食品药品监管,2024(3):4-17.

[42] 刘小萌,葛军.产教融合背景下会计学专业"6D"人才培养模式的探索与实践[J].现代商贸工业,2024,45(5):117-119.

[43] 匡彬,汪涛.基于项目化课程体系的产教融合方法研究[J].高教学

刊,2024,10(10):104-107.

[44] MASSABNI A C, da SILVA G J. Biotechnology and Industry 4.0: The professionals of the future[J]. International Journal of Advances in Medical Biotechnology-IJAMB, 2019, 2(2): 45-53.

[45] PENNESI M E, SCHLECTHER C L. The evolution of retinal gene therapy: from clinical trials to clinical practice[J]. Ophthalmology, 2020, 127(2): 148-150.

[46] URITS I, SWANSON D, SWETT M C, et al. A review of patisiran (ONPATTRO®) for the treatment of polyneuropathy in people with hereditary transthyretin amyloidosis [J]. Neurology and therapy, 2020, 9: 301-315.

[47] ANDREWS N, TESSIER E, STOWE J, et al. Vaccine effectiveness and duration of protection of Comirnaty, Vaxzevria and Spikevax against mild and severe COVID-19 in the UK[J]. medrxiv, 2021: 2021.09.15.21263583.

[48] RUFF K M, PAPPU R V. AlphaFold and implications for intrinsically disordered proteins[J]. Journal of molecular biology, 2021, 433(20): 167208.

[49] MITRA S, SARKER J, MOJUMDER A, et al. Genome editing and cancer: How far has research moved forward on CRISPR/Cas9? [J]. Biomedicine & Pharmacotherapy, 2022, 150: 113011.

[50] CHANCELLOR D, BARRETT D, NGUYEN-JATKOE L, et al. The state of cell and gene therapy in 2023[J]. Molecular Therapy, 2023, 31(12): 3376-3388.

[51] VORA L K, GHOLAP A D, JETHA K, et al. Artificial intelligence in pharmaceutical technology and drug delivery design[J]. Pharmaceutics, 2023, 15(7): 1916.

[52] SPARMANN A, VOGEL J. RNA - based medicine: from molecular mechanisms to therapy[J]. The EMBO Journal, 2023, 42 (21): e114760.

[53] AWASTHI R, MAIER H J, ZHANG J, et al. Kymriah® (tisagenlecleucel) — an overview of the clinical development journey of the

first approved CAR-T therapy[J]. Human Vaccines & Immunotherapeutics，2023，19(1)：2210046.

[54] SARKAR C, DAS B, RAWAT V S, et al. Artificial intelligence and machine learning technology driven modern drug discovery and development[J]. International Journal of Molecular Sciences，2023，24 (3)：2026.

三、网上电子公告

[1] 新华网.习近平在中央人才工作会议上强调 深入实施新时代人才强国战略 加快建设世界重要人才中心和创新高地[EB/OL].(2021 - 09 - 28) [2024 - 07 - 14]. https://www. xinhuanet. com/politics/leaders/2021-09/ 28/c_1127913654.htm.

[2] 新华网.习近平在文化传承发展座谈会上强调 担负起新的文化使命 努力建设中华民族现代文明[EB/OL].(2023 - 06 - 02)[2024 - 07 - 14]. https://www.news.cn/politics/2023-06/02/c_1129666321.htm.

[3] 教育部,国家发展改革委,财政部.关于引导部分地方普通本科高校向应用型转变的指导意见[EB/OL].(2015 - 10 - 21)[2024 - 07 - 14]. http://www. moe. gov. cn/srcsite/A03/moe _ 1892/moe _ 630/201511/ t20151113_218942.html.

[4] 国家知识产权局.我国医药产业结构与知识产权保护[EB/OL]. (2017 - 01 - 18)[2024 - 07 - 14]. https://www. cnipa. gov. cn/art/2017/1/ 18/art_1415_133063.html.

[5] 国务院办公厅.国务院办公厅关于深化产教融合的若干意见[EB/ 0L].(2017 - 12 - 19)[2024 - 07 - 14]. https://www. gov. cn/zhengce/ content/2017-12/19/content_5248564.htm.

[6] 江苏省教育厅.江苏省教育厅关于推进本科高校产业学院建设的指导意见.[EB/OL].(2020 - 01 - 21)[2024 - 07 - 14].http://jyt.jiangsu.gov. cn/art/2020/1/21/art_55512_8960388.html.

[7] 教育部.教育部办公厅工业和信息化部办公厅关于印发《现代产业学院建设指南(试行)》的通知[EB/OL].(2020 - 08 - 11)[2024 - 07 - 14]. http://www. moe. gov. cn/srcsite/A08/s7056/202008/t20200820 _ 479133. html.

[8] 人民网.破解成果转化难题,加速生物医药产业创新[EB/OL].

(2022 - 1 - 4)［2024 - 07 - 14］. http：//finance. people. com. cn/n1/2022/0104/c1004-32323509.html.

［9］江苏省教育厅.省教育厅关于加强高校基层教学组织建设,促进教学能力提升的指导意见［EB/OL］.(2022 - 01 - 10)［2024 - 07 - 14］.http：//jyt.jiangsu.gov.cn/art/2022/1/10/art_77619_10311640.html.

［10］华经情报网.2021 年全球及中国生物医药行业现状分析,政策利好行业发展,我国市场增速快于全球［EB/OL］.(2022 - 3 - 2)［2024 - 07 - 14］.https：//www.huaon.com/channel/trend/787854.html.

［11］新华网.全面提升高等教育人才培养质量［EB/OL］.(2023 - 04 - 28)［2024 - 07 - 14］. http：//www. xinhuanet. com. cn/politics/20230428/f4e4d29b3bab490d9aa51d8531680000/c.html.

［12］中国政府网."十四五"以来我国医药工业主营业务收入年均增速达 9.3％［EB/OL］.(2023 - 10 - 24)［2024 - 07 - 14］.https：//www.gov.cn/lianbo/bumen/202310/content_6911347.html.